风湿图鉴

主　编　赵久良

北京协和医院风湿免疫科主任医师、副教授、主任助理

中华医学会风湿病学分会青委副主委

中国医师协会风湿免疫科医师分会青委副主委

亚太风湿病学会联盟（APLAR）青委副主席

吴　歆

上海长征医院风湿免疫科副主任医师、行政副主任

中华医学会风湿病学分会青委副主委

中国医师协会风湿分会青委副主委

朱小霞

复旦大学附属华山医院风湿免疫科行政副主任、副主任医师

中华医学会风湿病学分会青委兼秘书

耿　研

北京大学第一医院风湿免疫科行政副主任、副主任医师、副教授

中华医学会风湿病学分会青委兼秘书

辽宁科学技术出版社
LIAONING SCIENCE AND TECHNOLOGY PUBLISHING HOUSE

拂石医典
FU SHI MEDBOOK

图书在版编目（ＣＩＰ）数据

风湿图鉴 / 赵久良等主编. — 沈阳 : 辽宁科学技术出版社，2023.3

ISBN 978-7-5591-2925-3

Ⅰ. ①风… Ⅱ. ①赵… Ⅲ. ①风湿性疾病—诊疗—图集 Ⅳ. ①R593.2-64

中国国家版本馆CIP数据核字（2023）第034536号

出版发行：辽宁科学技术出版社
　　　　　北京拂石医典图书有限公司
地　　址：北京海淀区车公庄西路华通大厦Ｂ座15层
联系电话：010-57262361/024-23284376
E-mail：fushimedbook@163.com
印 刷 者：汇昌（天津）印刷有限公司
经 销 者：各地新华书店

幅面尺寸：145mm×210mm
字　　数：180千字　　　　　印　　张：7.5
出版时间：2023年3月第1版　印刷时间：2023年3月第1次印刷

责任编辑：李俊卿　　　　　责任校对：梁晓洁
封面设计：潇　潇　　　　　封面制作：潇　潇
版式设计：天地鹏博　　　　责任印制：丁　艾

如有质量问题，请速与印务部联系　联系电话：010-57262361

定　　价：89.00元

编委会名单

主　编	赵久良　吴　歆　朱小霞　耿　研
副主编	王　迁　赵　毅　王　立
顾　问	赵　岩　曾小峰　黄慈波　李梦涛　杨程德
	张卓莉　张　烜
编　委	中华医学会风湿病学分会第十一届青年委员会
编　者	（以姓氏笔画为序）

丁　菱　万志红　马莉莉　王丹丹　王玉华

王　可　王　立　王圣林　王　迁　王志强

王丽萍　王明霞　王　春　王　昱　王晓冰

王　悦　王　培　王　辉　王楚涵　王　静

王　嫱　尤含笑　孔秀芳　石茂华　白　炜

冯晓雪　朱小霞　乔　琳　刘　艺　刘丽萍

刘　明　刘晓霞　刘燕鹰　米克拉依·曼苏尔

孙晓莹　严　青　苏　娟　杜　戎　杨云娇

杨艳丽　杨　雪　杨　微　李艳华　李朝霞

李　蕙　李懿莎　肖　会　吴传聪　吴　歆

何　菁　余旸弢　邹庆华　宋立军　宋志博

张　文　张　娜　张晓慧　张　辉　张警丰

陈艺丹　陈丹阳　陈文芳　陈　竹　陈　雨

陈虎艳　陈秋华　陈　锟　陈慧勇　青玉凤

林 丛	林志国	林啟胜	林智明	林滇恬
罗 涛	季兰岚	周央中	郑朝晖	孟令超
赵久良	赵天仪	赵 令	赵丽珂	赵雅茜
赵 毅	侯睿宏	姜丽丽	姜林娣	耿 研
莫颖倩	郦 斐	段利华	贾二涛	夏丽萍
高 洁	高晋芳	高紫欣	郭江涛	郭 欣
郭紫石	黄艳艳	黄新翔	曹 灵	曹 恒
崔 莉	梁 晶	蒋显勇	储永良	曾志鹏
曾 洁	曾惠芬	谢 希	谢春梅	谢静静
蔡叶华	樊 萍	潘丽丽	潘 歆	

序 言

风湿免疫病，作为一种以累及骨、关节及软组织为主的慢性、全身炎症性自身免疫性疾病，临床表现复杂，异质性极强，可侵及患者所有的脏器和组织系统。如何在错综复杂的临床表现和体征中及时甄别、明确诊断一直是临床医生所面临的重要挑战之一。

一张图片胜过千言万语。好的临床体征图片，不仅能够真实、客观、完整地记录患者的病情特征，而且可以非常形象、直观、准确地传递给读者大量的病情信息，有着病历文字无可比拟的真实与生动，同时还蕴含着很多文字所不能表达的信息。早在20世纪50年代，美国风湿病学会就已经开始筹建风湿病图库，目前已经纳入超过2000张经典图片并出版发行，主要用于临床教学，让全球的风湿免疫科医生受益匪浅。我国风湿免疫疾病患者众多，临床资源丰富，体征更加多彩多样，如何将这些宝贵的临床资源收集整理，成为经典并得以传承，是中国风湿病学专家团队一直在思考和追求的目标。

合抱之木，生于毫末。2020年，中华医学会风湿病学分会主导，由青年委员会组织、上海医药协助，面向全国风湿科医生征集临床图片，通过全国风湿病专家多层次评审，最终搭建成为中国风湿疾病图库，收藏经典图片，用于临床教学和科普宣传等。短短一年时间，临床医生积极踊跃投稿，已征集到原创性图片1300余张，通过对每一张图片反复推敲、精雕细琢，可谓精益求精、追求完美，最终选出具有代表性的420张图片收录于本图谱，在此由衷地感谢各位临床医生在百忙中提供的精彩图片。

诚然，图谱虽力求完美，但难免有不妥之处，恳请各位同道及师生不吝赐教，我们力求通过不断优化，更好地展示收集到的病例资源，发挥其最大医学价值，让广大临床工作者和医学爱好者了解中国风湿免疫疾病的现状，共同见证风湿病学科的不断发展和进步。

最后，再次感谢以上海医药为代表的医药企业一直以来为风湿免疫领域做出的贡献。

2023年1月20日

北京

目 录

第一章

系统性红斑狼疮

一、皮肤及关节表现

颧部红斑
（malar rash）

具体描述：

　　局限性急性皮肤型红斑狼疮的面部皮疹，也叫面颊疹或蝴蝶斑，其特点是红斑分布于患者面颊部（面颊和鼻梁），患者的鼻唇沟不受累。

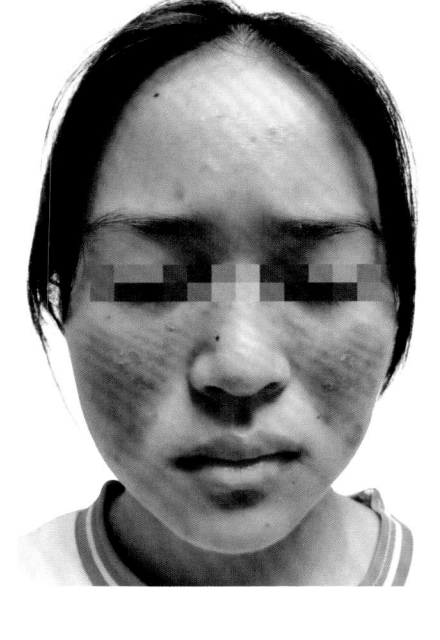

提供者：王　春
单　位：南京鼓楼医院

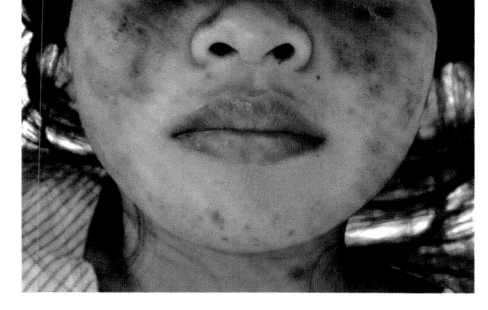

提供者：林智明
单　位：中山大学附属
　　　　第三医院

盘状红斑
（discoid lupus erythematosus, DLE）

具体描述：

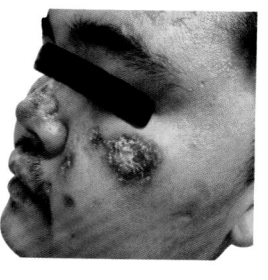

　　1.典型皮损为不连续、红色、部分硬化的斑块，表面覆盖着明显的黏附性鳞屑，鳞屑延伸到扩张的毛囊中（毛囊栓）。斑块往往缓慢扩展，其外周有活动性炎症，斑块随后可愈合，遗留中心凹陷性瘢痕、萎缩、毛细血管扩张以及色素沉着过度和/或色素减退。

　　2.最常累及面部、颈部和头皮，但也可发生在耳部（特别是耳甲腔）。

提供者：耿　研

单　位：北京大学第一医院

雷诺现象
（Raynaud phenomenon）

具体描述：

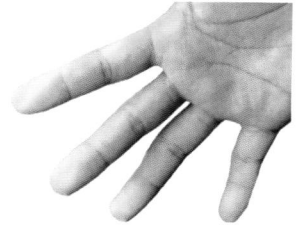

　　1.对低温或情绪应激的一种过度血管反应，在临床上表现为指（趾）皮肤生发边界清楚的颜色改变。

　　2.常与雷诺现象有关的疾病包括：风湿免疫病，如系统性硬化症、系统性红斑狼疮（SLE）、混合性结缔组织病、干燥综合征和皮肌炎/多发性肌炎。

提供者：林智明

单　位：中山大学附属第三医院

大疱性系统性红斑狼疮

具体描述：

　　大疱性皮肤病是SLE的一种罕见和独特的并发症，其特点是存在针对Ⅶ型胶原蛋白的自身抗体和表皮下水疱。受累患者可出现水疱或大疱性皮疹，可累及任何身体部位，包括口腔黏膜。好发于躯干上部、上肢和颈部。

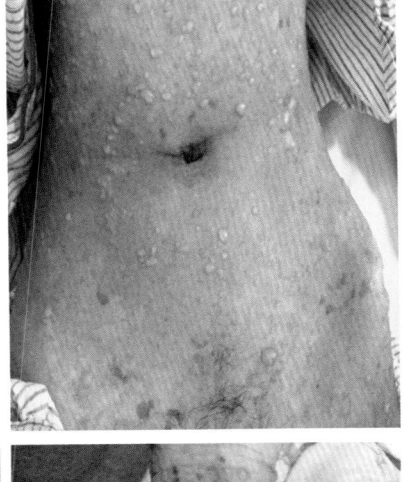

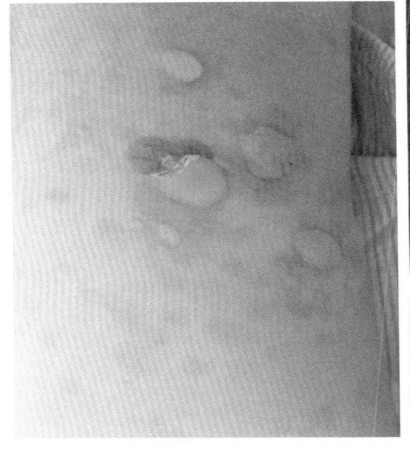

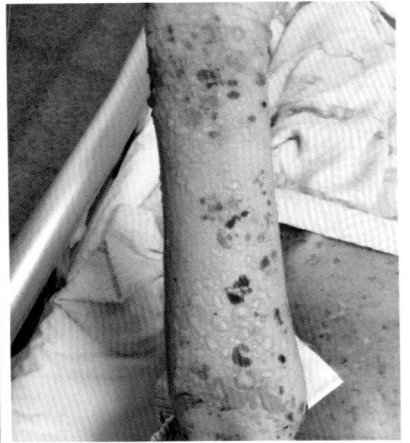

提供者：乔　琳

单　位：北京协和医院

红斑狼疮性脂膜炎（深部红斑狼疮）

具体描述：

1.深部红斑狼疮表现为硬化的斑块或结节，伴或不伴上覆皮肤的改变。斑块或结节可出现在头皮、面部、上臂、胸部（尤其是乳房）、腰部、侧腰、大腿上部或臀部，往往有压痛或疼痛。

2.深部红斑狼疮消退后可能会留下凹陷的脂肪萎缩区域。

3.组织病理学检查显示有血管周围的单个核细胞浸润和脂膜炎，表现为透明样脂肪坏死伴单个核细胞浸润和淋巴细胞性血管炎。

提供者：**万志红**

单　　位：**河南大学淮河医院**

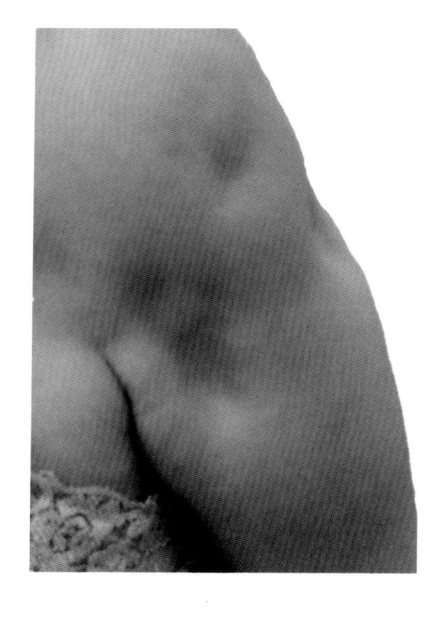

指端血管炎

具体描述：

1.提示SLE病情明显活动的临床表现之一。

2.双手双足可出现大量瘀点，为免疫复合物聚积成大分子堵塞微小血管引起的栓塞性小血管炎和末梢坏死性小血管炎，并能引起指端和指尖凹陷、溃疡、坏死。

提供者：**王　春**
单　位：**南京鼓楼医院**

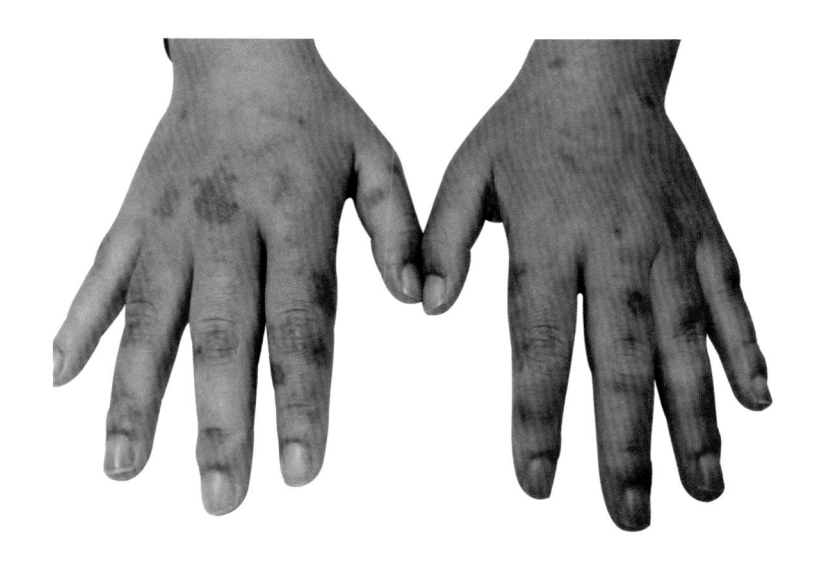

斑秃

具体描述：

1.狼疮性脱发的发生原因主要是由于皮肤下的小血管炎，皮损波及头皮，导致皮肤附属器官破坏消失，发囊的营养供应障碍，使得毛发的生长受影响而致。

2.脱发以散播性脱发为主，亦可表现为斑点性脱发，在斑秃中心可有红斑出现。

提供者：丁　菱

单　位：中山市人民医院

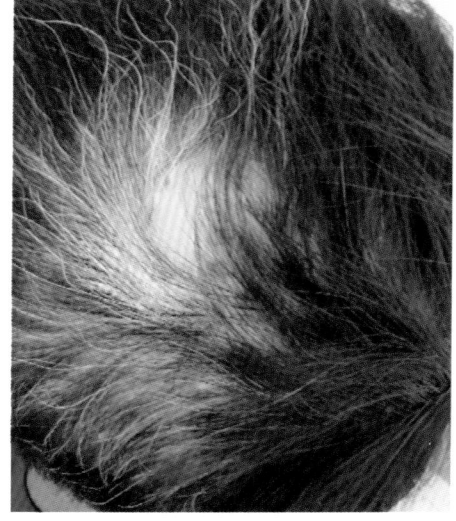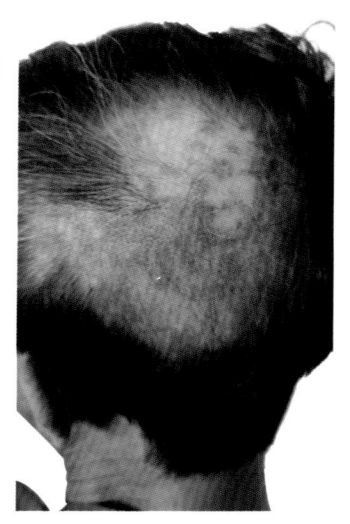

Jaccoud 关节

具体描述：

1. Jaccoud关节病可见于多达5%～10%的干燥综合征或SLE患者，也可见于结节病患者。

2. Jaccoud关节病的关节畸形不是由于关节破坏，而是由于关节周围结构和肌腱的松弛和拉长。该病引起的尺侧偏移或"天鹅颈"畸形表面上与RA相似，但这些畸形手指可以回到正常位置。

提供者：**白　炜**

单　位：北京协和医院

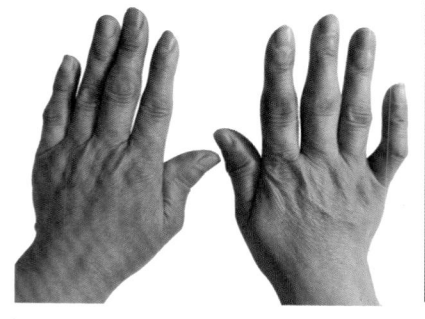 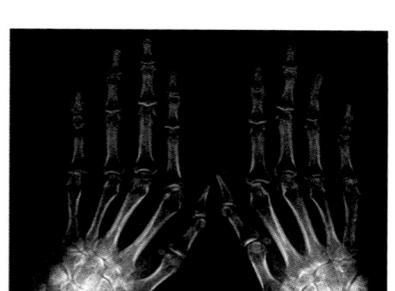

多发骨坏死

具体描述：

1.骨坏死通常发生于前外侧股骨头，但也可能累及股骨髁、肱骨头、胫骨近端、椎骨及手足的小骨骼。

2. MRI在病程早期即可发现病变，是诊断骨质坏死的"金标准"。

3.典型MRI表现是地图样改变，边界清晰锐利，周围多伴有形态不同的小灶性病变；病灶在T1WI呈中至高等信号，在T2WI呈高等信号，表示梗死病灶的水肿及出血，病灶边缘的长T1、长T2信号则表示充血水肿变化。

提供者：**万志红**

单　位：**河南大学淮河医院**

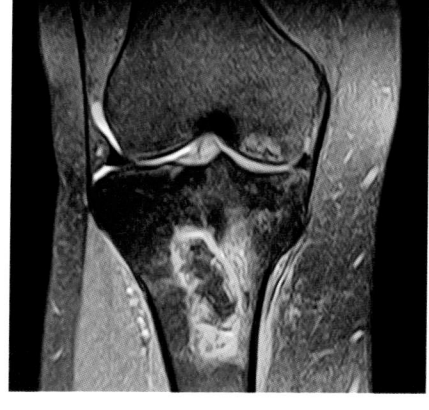

二、血液系统表现

巨噬细胞活化综合征

具体描述：

1.噬血现象是指巨噬细胞吞噬宿主的血细胞。噬血现象的特征是巨噬细胞的胞质内含有红细胞、血小板或白细胞(或这些细胞的碎片)，是巨噬细胞重度活化的标志。

2.免疫组织(淋巴结、肝、脾)活检或骨髓穿刺/活检可见噬血现象。

3.幼年特发性关节炎，成人Still病、系统性红斑狼疮等风湿免疫病是常见的巨噬细胞活化综合征的继发因素。

提供者：**蒋显勇**

单　位：**北京协和医院**

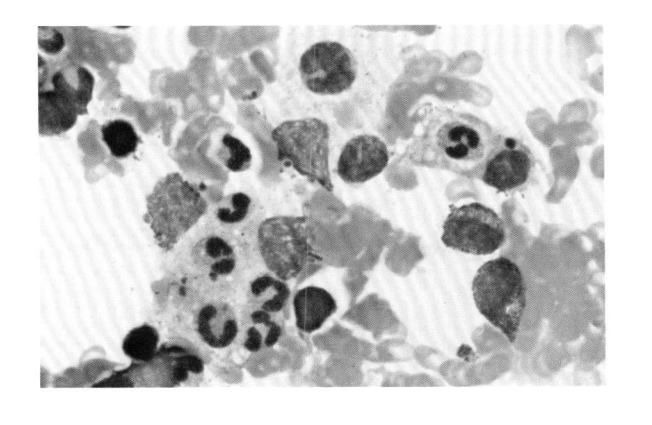

血栓性血小板减少性紫癜

具体描述：

1.正常情况下红细胞大致呈圆形，轮廓平滑。

2.碎片红细胞（裂体细胞、盔形红细胞、红细胞碎片）表明血管内红细胞破坏，即微血管病性溶血性贫血，可见于血栓性血小板减少性紫癜、弥散性血管内凝血或人工心脏瓣膜缺陷。

3. SLE、抗磷脂综合征是常见的继发微血管病性溶血性贫血的自身免疫性疾病。

提供者：**蒋显勇**

单　　位：**北京协和医院**

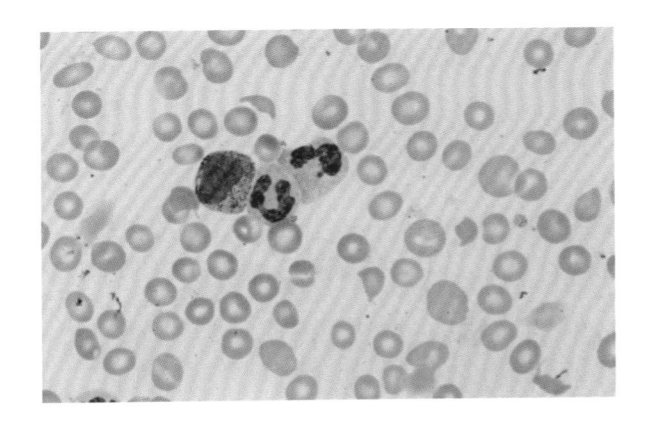

红细胞缗钱样排列

具体描述：

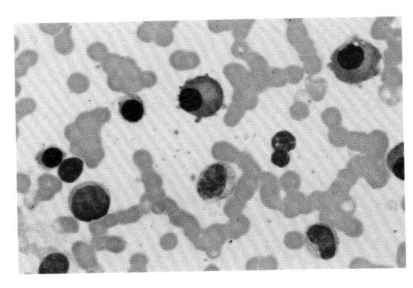

1.当血浆中的某些蛋白，尤其是纤维蛋白原和球蛋白增高时，可使红细胞正负电荷发生改变，致使其互相连结成缗钱状，故而得名。

2.常见原因：多发性骨髓瘤、γ-球蛋白增多症、高纤维蛋白血症。

3. SLE、干燥综合征等风湿免疫性疾病亦常见该表现。

提供者：**蒋显勇**
单　位：**北京协和医院**

冷凝集现象

具体描述：

1.冷凝集素（cold agglutinating）系抗红细胞I抗原的IgM抗体，在低温条件下使红细胞可逆性聚集。

2.支原体感染、病毒感染以及系统性红斑狼疮为常见的继发因素。

提供者：**蒋显勇**
单　位：**北京协和医院**

三、泌尿系统表现

LN Ⅰ型

具体描述：

轻微病变型狼疮性肾炎

1.左：光镜下肾小球结构大致正常，细胞增生不明显。

2.右：电镜下可见微量电子致密物（箭头所示）沉积于系膜区。

提供者：陈文芳　张　辉

单　位：中山大学附属第一医院

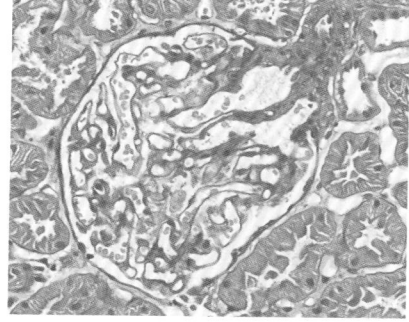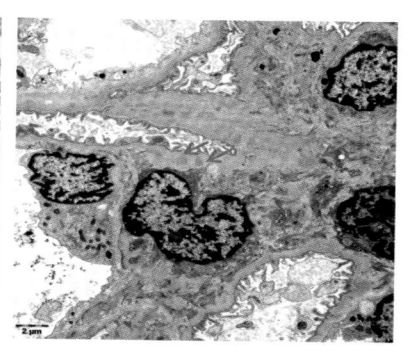

PAS 400×

LN Ⅱ型

具体描述：

轻度系膜增生性狼疮性肾炎

1.图1：肾小球结构大致正常，细胞增生不明显。

2.图2：小块状电子致密物（红色箭头）沉积于系膜区，偶见上皮下沉积物（黄色箭头）。

3.图3：免疫荧光显示IgG颗粒状沉积于系膜区为主。

提供者：陈文芳　张　辉

单　位：中山大学附属第一医院

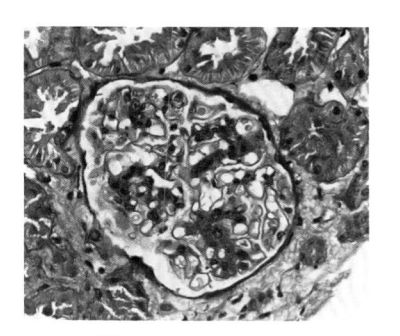

图 1　PAS 400×

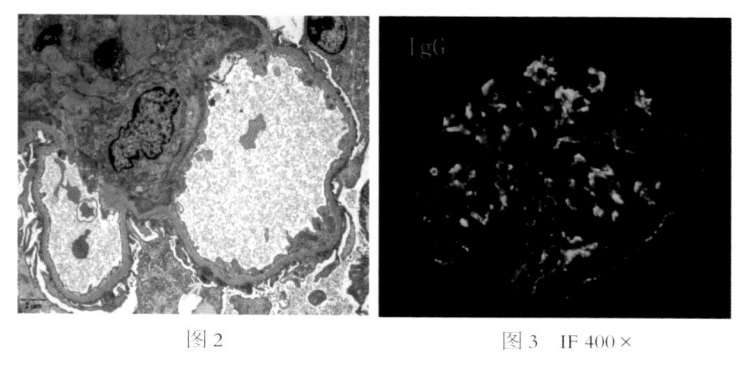

图 2　　　　　　　　　　　图 3　IF 400×

LN Ⅲ型

具体描述：

　　局灶增生性狼疮性肾炎，图中所示为3个肾小球，其中2个肾小球病变较轻，呈轻度系膜增生改变，左下肾小球出现节段祥破坏伴小新月体形成。

提供者：陈文芳　张　辉
单　位：中山大学附属第一医院

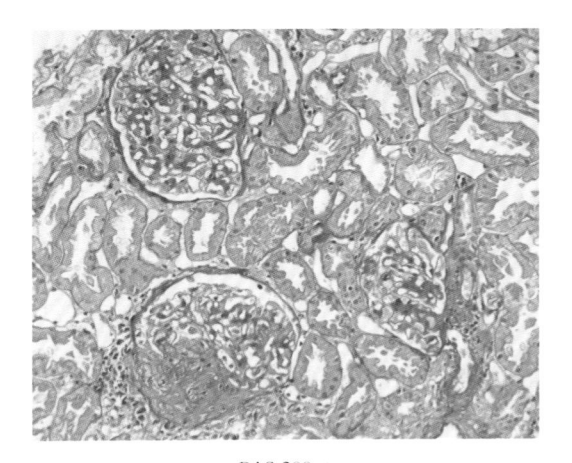

PAS 200×

LN Ⅳ型

具体描述：

弥漫增生性狼疮性肾炎

1.左：肾小球系膜细胞和内皮细胞弥漫增生，袢腔被增生的细胞堵塞，球内见较多炎性细胞浸润；节段壁层上皮细胞增生形成新月体。

2.右：肾小球系膜、内皮细胞增生，袢腔内炎性细胞浸润，内皮下多量电子致密物沉积（箭头）。

提供者：陈文芳　张　辉
单　位：中山大学附属第一医院

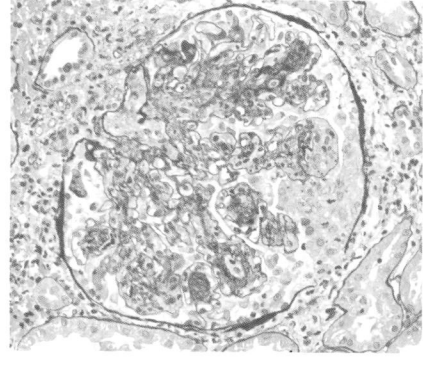 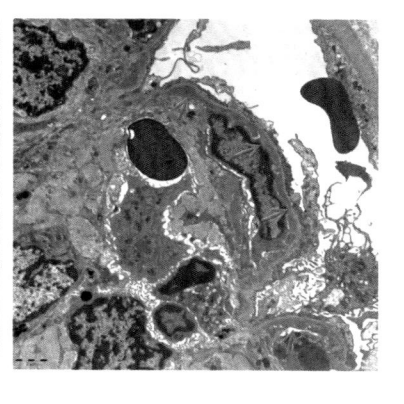

PASM 400×

LN V 型

具体描述：

膜型狼疮性肾炎

1.左：肾小球基底膜弥漫性不规则增厚，节段钉突形成（箭头）。

2.右：上皮下多量大小不等的沉积物，部分沉积物已完全陷入基底膜内。

提供者：陈文芳　张　辉

单　位：中山大学附属第一医院

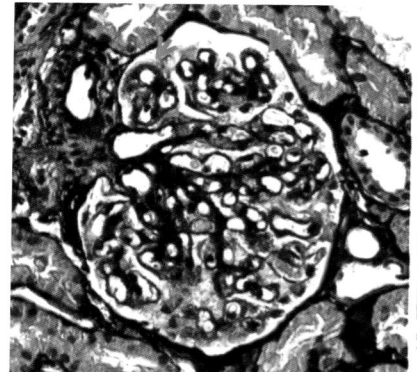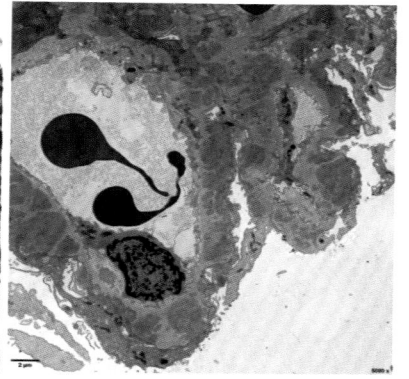

PASM 400×

LN Ⅵ型

具体描述：

硬化性狼疮性肾炎，超过90%的肾小球硬化，残留小球活动性病变不明显。

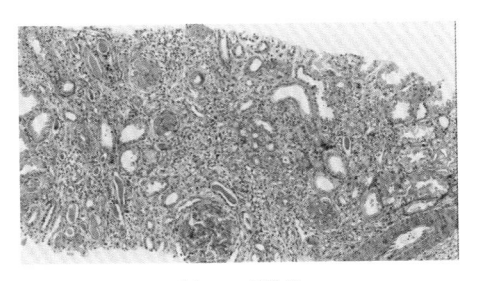

Masson 100×

提供者：陈文芳　张　辉

单　位：中山大学附属第一医院

狼疮足细胞病

具体描述：

1.左：肾小球病变较轻，仅见系膜轻度增生。

2.右：电镜下可见小块电子致密物（红色箭头）沉积于系膜区，足细胞足突弥漫性融合（黄色箭头）。

提供者：陈文芳　张　辉

单　位：中山大学附属第一医院

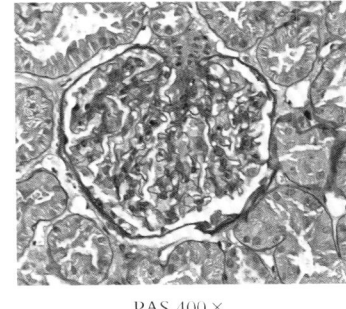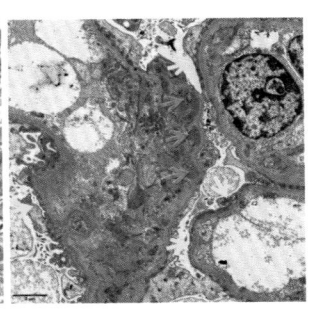

PAS 400×

LN 合并血栓性微血管病（TMA）

具体描述：

狼疮性肾炎合并血栓性微血管病

1.左：轻度缺血皱缩，内皮细胞增生肿胀。

2.右：内皮细胞肿胀，内皮下区域严重水肿、增宽，毛细血管袢狭窄、闭塞。

提供者：陈文芳　张　辉

单　位：中山大学附属第一医院

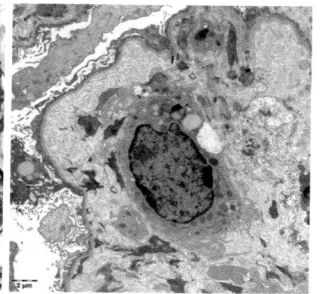

PASM 400×

白金耳

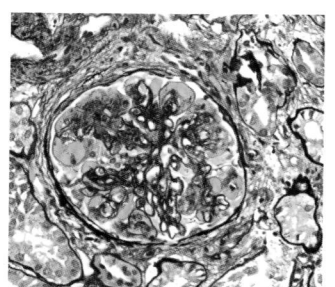

PASM 400×

具体描述：

内皮下大块状嗜复红物沉积，形成"白金耳"，部分嗜复红物突入并堵塞袢腔。

提供者：陈文芳　张　辉

单　位：中山大学附属第一医院

满堂亮

具体描述:

　　多种免疫球蛋白（IgG/IgA/IgM）和补体（C3/C1q）高强度、多部位沉积（系膜区及毛细血管壁）。

提供者：陈文芳　张　辉

单　位：中山大学附属第一医院

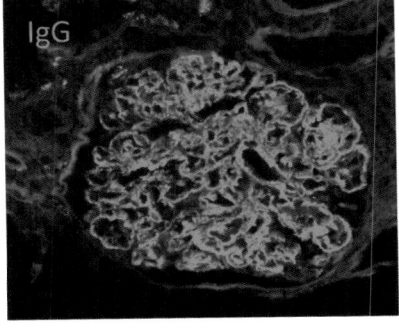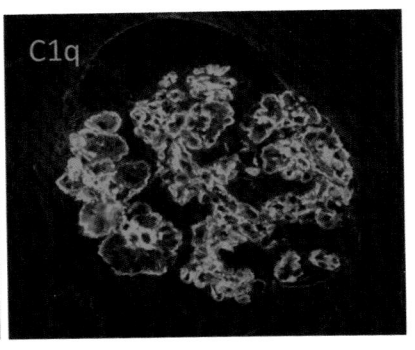

IF 400×

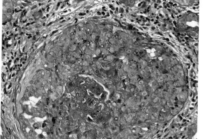

PAS 400×

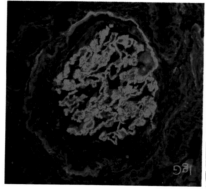

IgG

IF 400×

新月体肾炎Ⅰ型

本例描述：

1.光：肾小球内细胞性新月体形成，挤压球襻受压萎缩。

2.免：IgG 沿毛细血管壁呈颗粒样沉积阳性。

提供者：原文彬　张诗

单位：中山大学附属第一医院

新月体肾炎Ⅱ型

具体描述：

　　Ⅱ型新月体肾炎，图中4个肾小球均可见新月体形成，毛细血管丛显著受压。

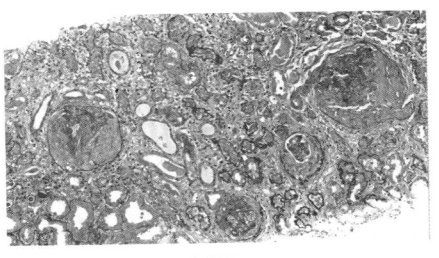

PAS 200×

提供者：陈文芳　张　辉
单　位：中山大学附属第一医院

新月体肾炎Ⅲ型

具体描述：

　　Ⅲ型新月体肾炎，图中为3个肾小球，病变显著不一致，可见细胞性新月体形成（上）、硬化伴囊内纤维性新月体形成（右），未受累肾小球结构基本正常（左）。

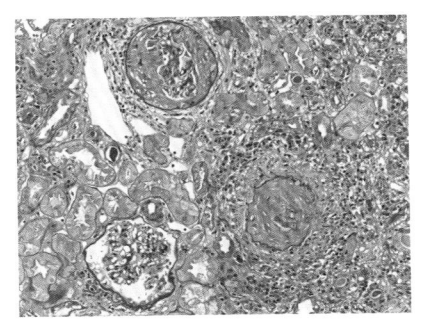

PAS 200×

提供者：陈文芳　张　辉
单　位：中山大学附属第一医院

肾小管间质性损害

具体描述:

1.肾小管上皮细胞可见颗粒变性,管腔内可见蛋白管型。

2.间质可见数处灶性或者小灶性的轻度纤维化,伴有较密集的单个核为主的炎性细胞浸润。

提供者:**赵久良**

单　位:**北京协和医院**

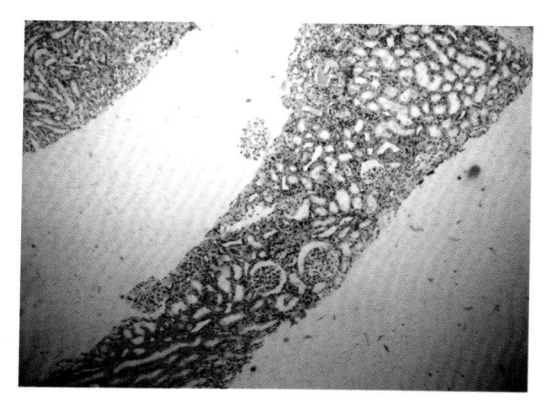

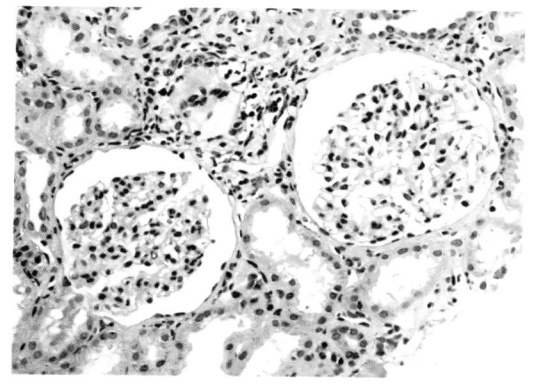

肾盂输尿管扩张

具体描述:

　　SLE累及平滑肌,容易出现假性肠梗阻合并肾盂输尿管积水及间质性膀胱炎,考虑可能与内脏平滑肌运动障碍相关。

提供者:**周央中**

单　　位:**北京协和医院**

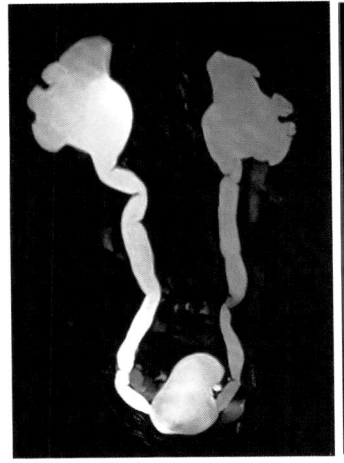 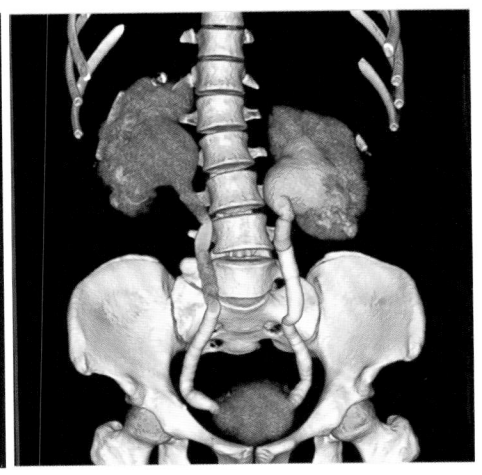

　　注:本图片已在 *Rheumatology and Immunology Research* 2022 年 12 月发表。

四、呼吸循环系统表现

肺泡出血

具体描述：

　　肺泡出血是SLE的罕见但危重的并发症，临床表现为呼吸困难、咳嗽和咯血；多数伴贫血，肺部CT表现为双肺弥漫性或斑片状磨玻璃密度影或实变影，需与病毒感染、心力衰竭鉴别诊断，经纤维支气管镜连续行肺泡灌洗见>20%的巨噬细胞含铁血黄素染色呈阳性即可确诊。

提供者：**赵久良**
单　位：北京协和医院

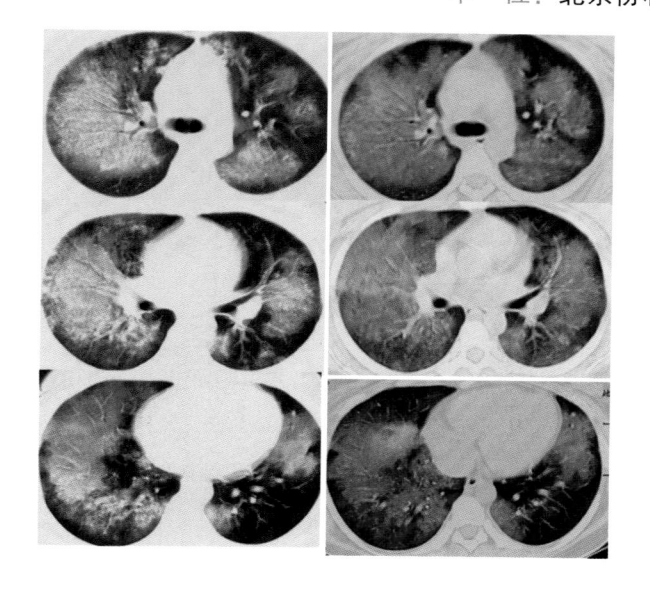

心包积液－心包填塞

具体描述：

　　1.心包受累是SLE最常见的超声心动图异常，也是有症状心脏病最常见的病因，超过一半的患者会在某一时间出现心包积液，心包炎可能先于SLE临床征象出现。

　　2.心包疾病可能无症状，往往因其他原因行超声心动图而发现。心包炎与其他类型的浆膜炎一样，最常发生于SLE活动时。SLE患者中也可出现大量心包积液、心包填塞以及缩窄性心包炎，需与结核感染等其他病因进行鉴别。

提供者：**赵久良**

单　位：**北京协和医院**

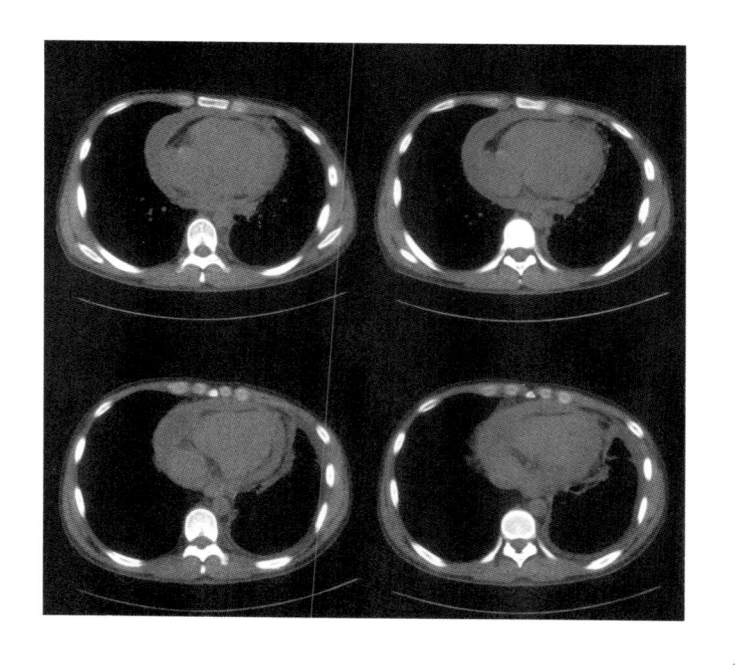

PAH- 右心功能衰竭

具体描述：

　　26岁女性，诊断SLE 5年，双手雷诺现象、活动后气短6个月就诊，Nt-proBNP 9350pg/ml，ANA阳性，抗U1RNP抗体阳性，胸部X线片提示心影增大，肺动脉增宽膨出，UCG提示：右心增大，左心受压变小，少量心包积液，右心室（RV） 48mm，下腔静脉31mm（<21），肺动脉收缩压（PASP）85mmHg，左室射血分数 81%，三尖瓣环收缩期位移（TAPSE）11mm；胸部CT提示：心影增大，右侧胸腔积液；右心漂浮导管证实：PAP 84/36mmHg，PAWP 14mmHg，PVR 13woods。

　　诊断：系统性红斑狼疮；肺动脉高压；右心功能衰竭。

提供者：**赵久良**
单　位：北京协和医院

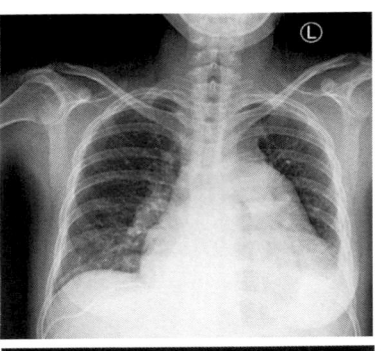

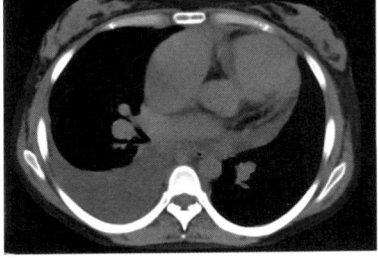
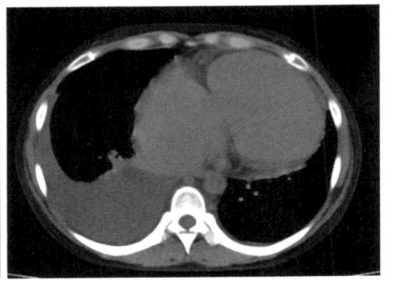

五、消化系统表现

肠系膜血管炎

具体描述：

    1.狼疮肠系膜血管炎以肠系膜上动脉支配的空肠和回肠为最好发的部位。

    2.在增强CT扫描中，受累增厚肠段的黏膜层和浆膜层出现明显强化，中间肌肉层强化较低，故称"靶形征"；肠系膜血管增粗、增多，异常排列如"梳状"或"栅栏状"。

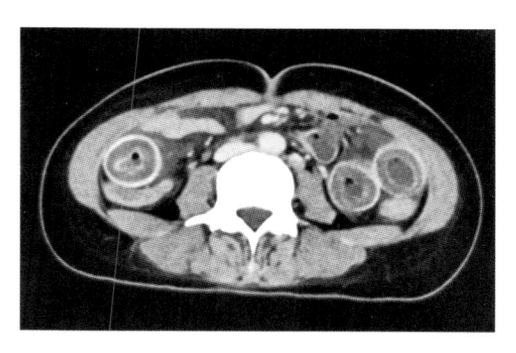

提供者：万志红
单   位：河南大学淮河医院

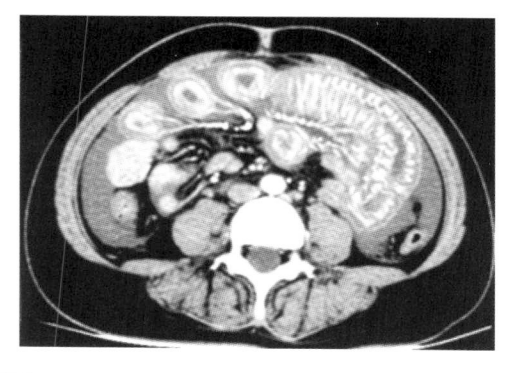

提供者：谢静静
单   位：深圳市中医院

肝梗死

具体描述：

　　24岁男性SLE患者，急性上腹痛伴发热，PLT减低，LA阳性，CT提示多发低密度灶（＊），血培养阴性，肝穿病理提示：血管内可见血栓形成（箭头）。

提供者：**赵久良**

单　位：**北京协和医院**

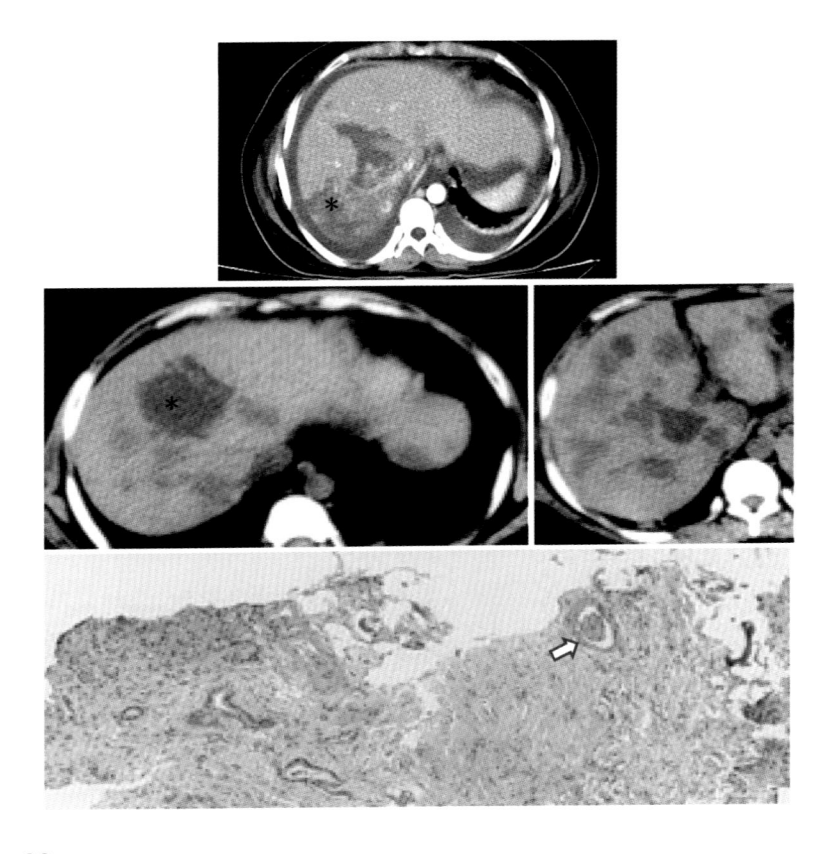

胰腺炎

具体描述：

　　急性胰腺炎是SLE的一种少见并发症，可能的机制包括胰腺组织的血管炎、微血栓形成和抗磷脂抗体相关血管病变，存在抗胰腺自身抗体等。

提供者：**赵久良**

单　位：北京协和医院

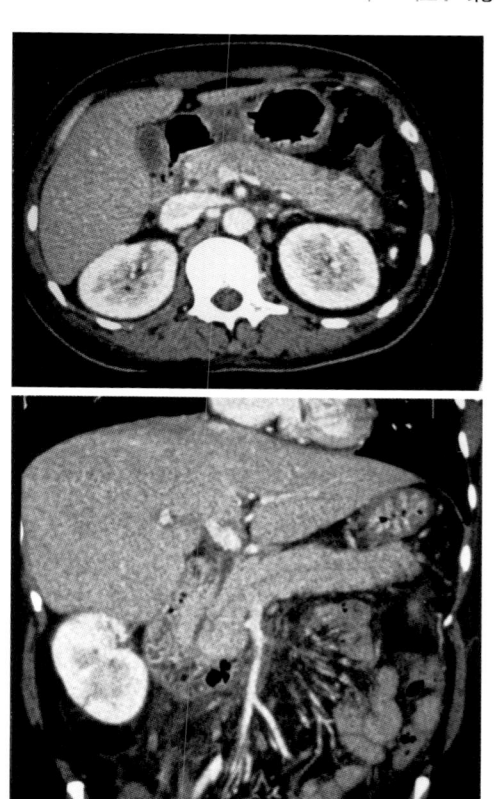

门静脉血栓形成

具体描述：

1.门静脉是由脾静脉和肠系膜上静脉汇合而成，两者分别引流脾脏和小肠的血液。

2.急性门静脉血栓形成（PVT）患者会突发血栓引起的门静脉阻塞，可为完全性或部分性。

3.慢性PVT表现为侧支循环（如门静脉海绵样变）或门静脉高压。

4.临床表现隐匿，需注意筛查抗磷脂抗体，警惕其他继发因素。

提供者：**赵久良**

单　　位：**北京协和医院**

肝结节性再生性增生

具体描述：

1.肝结节性再生性增生（NRH）是以肝实质弥漫性直径＜3cm的再生小结节为特征，无或仅有轻微肝纤维化的慢性非硬化性肝病。

2.该病可发生于任何年龄患者，临床常表现为门静脉高压，常与自身免疫疾病或血液系统疾病合并。

3.组织病理学特征为肝实质内肝细胞结节形成，伴有轻微纤维化。

提供者：**赵久良**

单　　位：北京协和医院

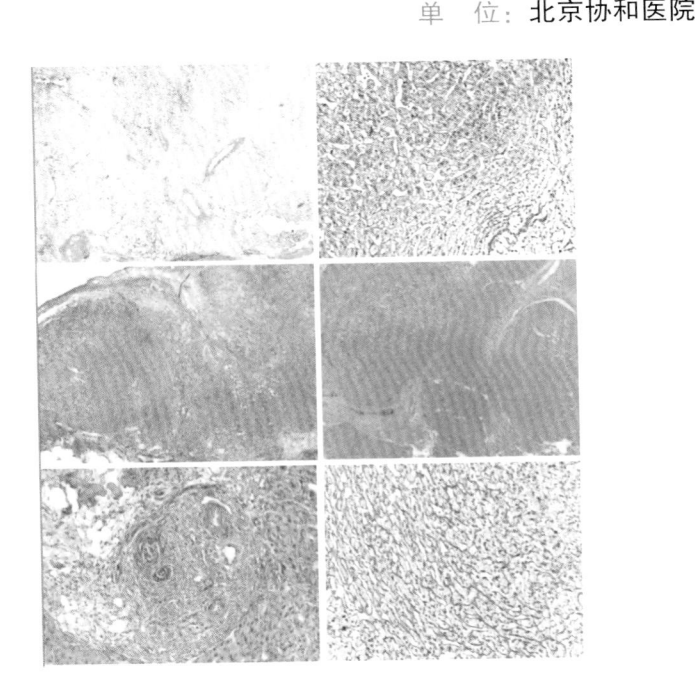

六、神经系统表现

脑小血管炎样表现

具体描述：

23岁女性，因突然意识障碍就诊。实验室检查提示：三系血细胞减低，尿蛋白阳性，ANA阳性，抗rRNP抗体阳性，补体减低。头MRI提示：双侧额顶枕叶皮层及皮层下、右侧尾状核、左侧半卵圆中心、右侧小脑半球多发片状异常信号，伴弥散受限。

提供者：赵久良

单　位：北京协和医院

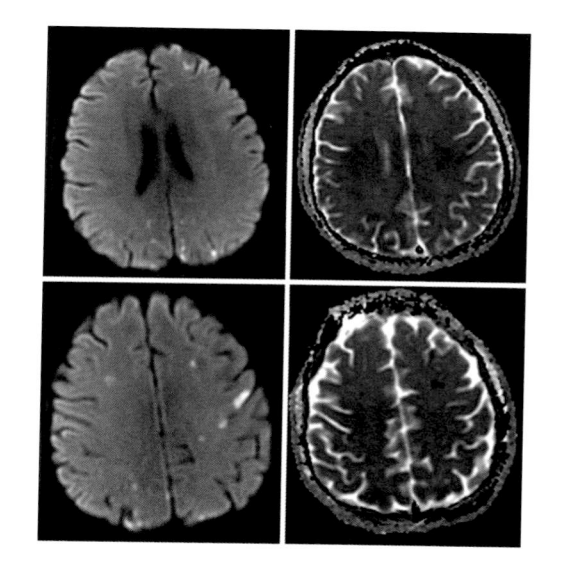

狼疮脑病

具体描述：

26岁女性，面部红斑、突发意识障碍伴肢体抽搐，二便失禁，ANA阳性，抗rRNP抗体阳性，补体明显减低，PLT减低，尿蛋白阳性。腰椎穿刺：压力>330mmH$_2$O，CSF常规：WBC 48×10^6/L，单核40%。生化：Pro 4.2g/L，Cl$^-$ 133mmol/L，Glu正常。头MRI提示：双侧基底节区、小脑片状长T1长T2信号。

诊断：系统性红斑狼疮；神经精神性狼疮。

提供者：**赵久良**

单　　位：北京协和医院

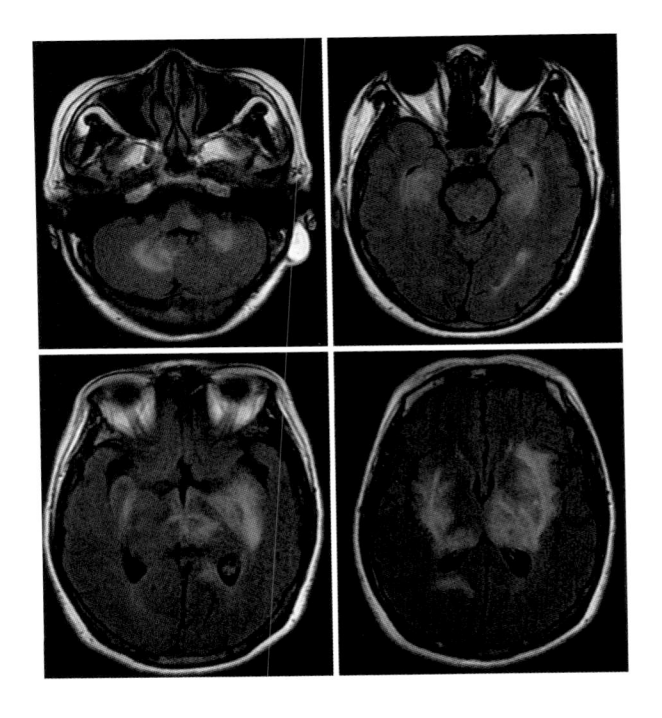

长节段横贯性脊髓炎

具体描述：

1.长节段横贯性脊髓炎（longitudinally extensive transverse myelitis，LETM）是SLE罕见但危害极大的并发症之一。

2.患者中枢神经系统病变在MRI上主要表现为T2 加权像上有长节段横贯性脊髓病变，即累及至少 3 个椎体节段且轴位像显示主要为脊髓中央灰质病变（轴位示超过70% 病灶累及脊髓中央灰质）。

提供者：**赵久良**

单　　位：**北京协和医院**

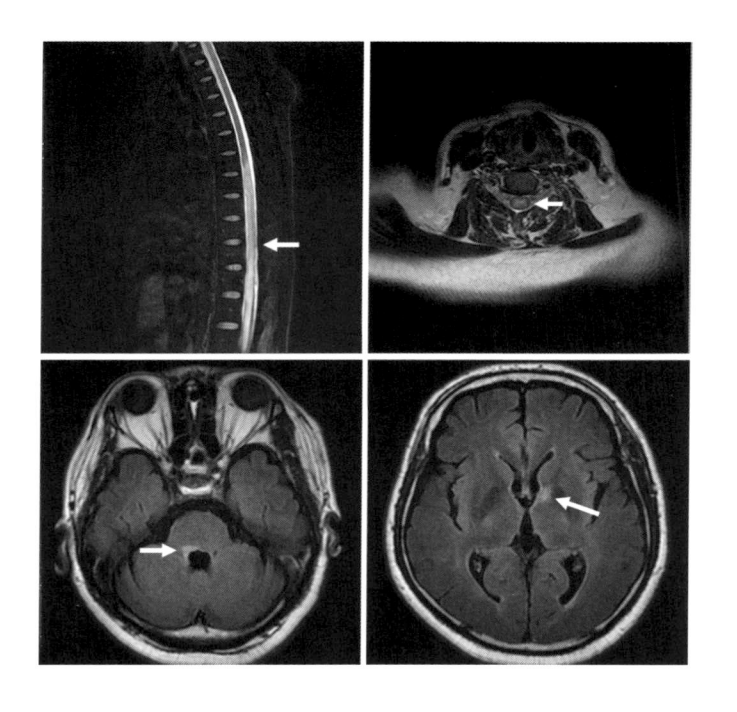

可逆性后部白质脑病

具体描述：

男性，26岁，诊断SLE、LN（Ⅳ型）3年，病情控制欠佳，突发肢体抽搐伴意识障碍，持续约10分钟后缓解；此后再次发作3次，镇静治疗效果不佳。BP 180/110mmHg。头MRI示：双侧额、枕叶及基底节区对称性大片状异常信号影，T1WI低信号，T2WI及Flair均呈高信号，顶叶脑皮质变薄。治疗及转归：经过积极降压、脱水治疗，神志恢复，1周后到我院复查MRI病变较前明显恢复。

提供者：**赵久良**

单　位：**北京协和医院**

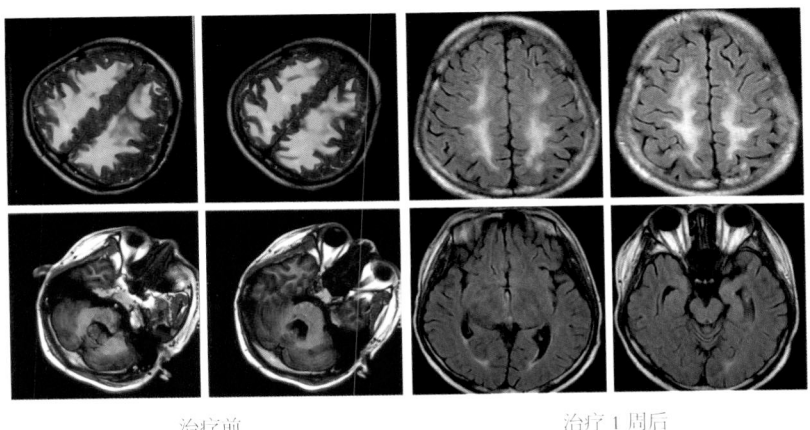

治疗前　　　　　　　　　　治疗1周后

moyamoya 综合征

具体描述：

1.女性，27岁，皮疹11年，蛋白尿、间断呕吐4年，偏瘫3个月余。

2.多次激素联合各种免疫制剂治疗，LN始终未完全缓解，突发口角向左侧歪斜，伴左侧肢体无力、麻木。头颅MRI：右侧基底节区及放射冠亚急性脑梗死。头颅MRA：双侧颈内末段、大脑前、大脑中起始段狭窄，右侧重度，左侧中度，部分管壁增厚强化，考虑炎性狭窄。

提供者：赵久良

单　　位：北京协和医院

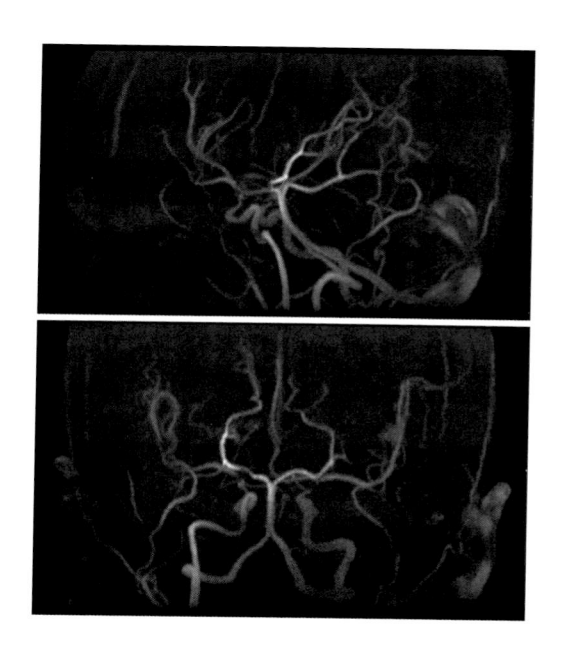

认知功能障碍

具体描述：

　　女性，31岁，SLE、LN病情稳定，长期小剂量激素联合吗替麦考酚酯维持治疗。近1年，家属诉患者认知功能明显下降，不能算数，出门后无法找到回家的路。头MRI提示：双额顶叶及半卵圆中心、右内侧颞叶及左外侧颞叶、双小脑半球、双基底节、双丘脑、双侧脑室旁多发异常信号，脑沟裂明显增宽，脑实质萎缩。

　　　　　　　　　　　　　　提供者：**赵久良**

　　　　　　　　　　　　　　单　位：北京协和医院

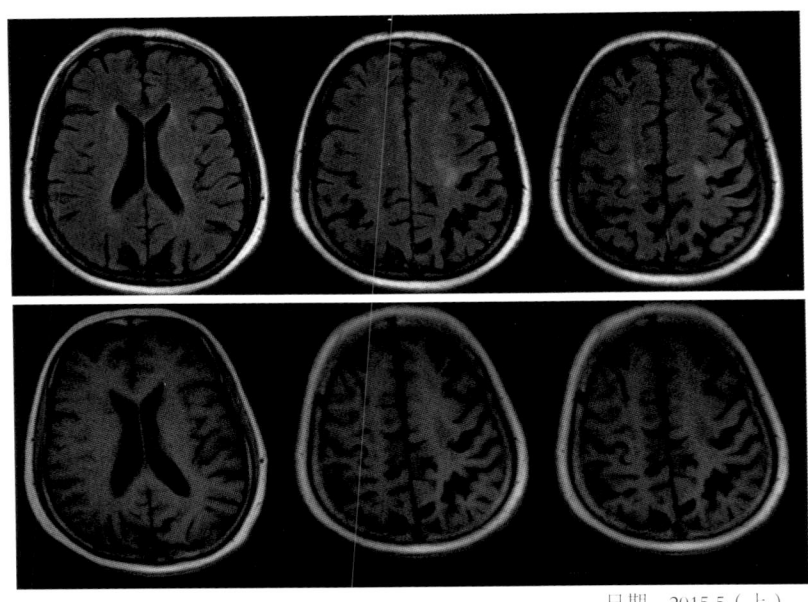

日期：2015.5（上）

日期：2017.3（下）

视网膜血管炎

具体描述：

　　SLE相关视网膜血管炎通常累及微动脉和小动脉，较严重的缺血可导致新生血管形成及出血。棉绒斑代表水肿和缺血的神经元组织。在SLE中也可见到眼底其他非特异性表现，包括毛细血管或静脉扩张、小动脉收缩以及静脉充血。

提供者：**李　蕙**

单　位：北京协和医院

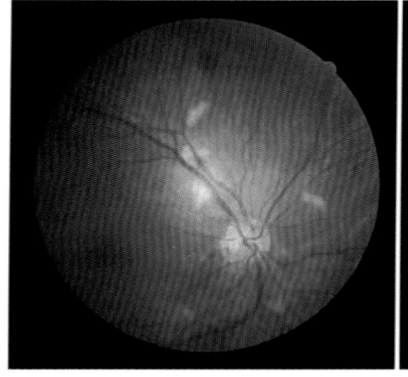
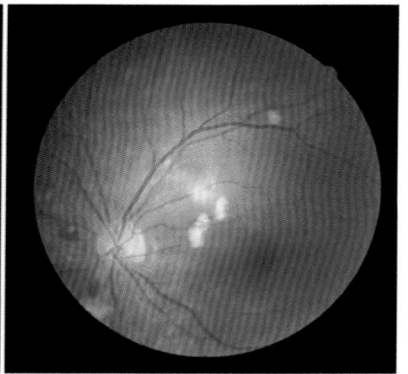

脑脓肿

具体描述：

1.女性，34岁，确诊SLE 3年，规律应用激素联合吗替麦考酚酯治疗。因牙周脓肿行拔牙术后，出现发热、头痛。头部MRI提示：左侧额叶靶形T1等低，T2等高信号，增强后环形强化，病灶中心DWI高信号，病灶周围大片状T1低T2高信号。

2.诊断：系统性红斑狼疮；脑脓肿。

提供者：**赵久良**

单　位：**北京协和医院**

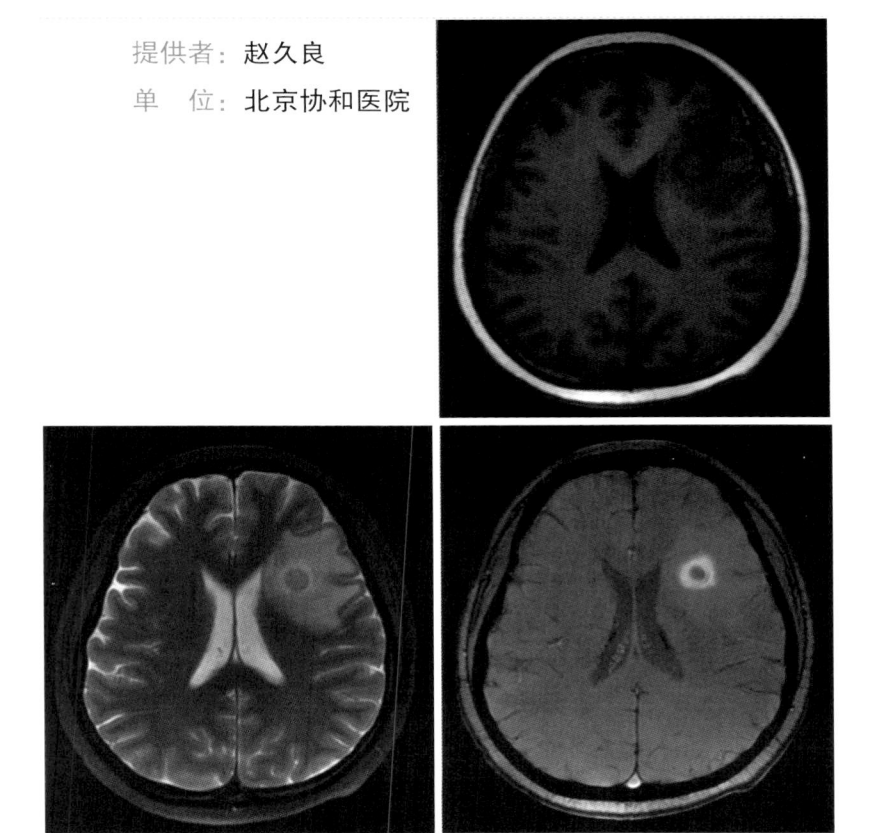

进行性多灶性脑白质病变

具体描述：

　　女性，53岁，SLE、LN病史10年以上，激素依赖，反复尝试多种激素及免疫抑制治疗，病情缓解不明显。逐渐出现应答不切题、二便失禁，认知障碍，尿液及脑脊液JC病毒阳性。

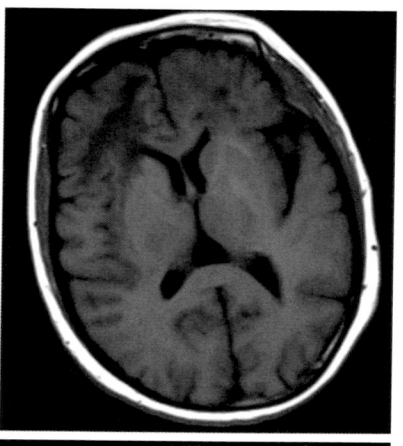

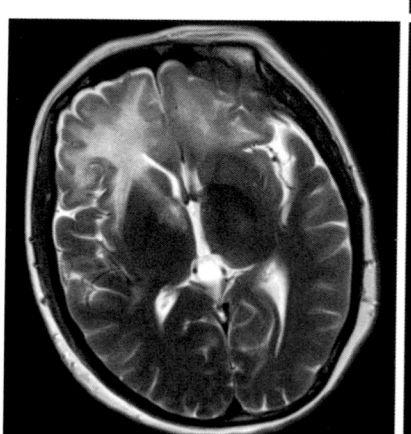

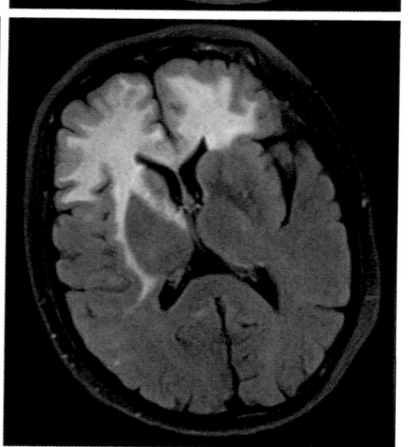

提供者：赵久良

单　位：北京协和医院

颅内真菌感染

具体描述：

　　59岁女性，初治SLE（皮肤血管炎、肺部受累），治疗期间突发言语不利加重，右侧肢体肌力2级，口角歪斜，伴发热。头颅CT：左侧基底节区及左侧额顶叶皮层下片状低密度灶，逐渐出现嗜睡→浅昏迷→深昏迷。

提供者：**赵久良**

单　位：北京协和医院

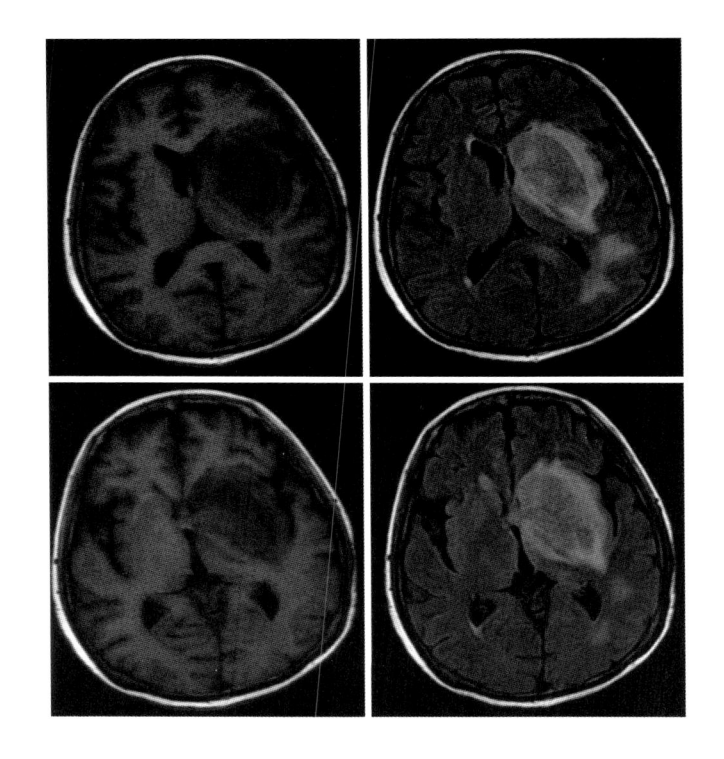

弥漫性肺泡出血

- 女性，23岁，主诉：间断咯血伴发热40天。
- 现病史：
  - 2014年6月1日：咯鲜血，伴发热，Tmax 39.0℃，皮肤出血点。
  - 血常规：WBC $7.7 \times 10^9/L$，HGB $51 \rightarrow 46$ g/L，PLT $44 \rightarrow 12 \times 10^9/L$。
  - C3、C4↓。
  - ANA 1：100、抗SSA（+++），抗Ro52（+++），ANCA、抗GBM阴性，APL阴性。
  - CT：双肺弥漫磨玻璃密度影（GGO）。
  - 2014年6月22日：MP 80mg bid×8d，40mg bid×2d+IVIG 20g×5d。

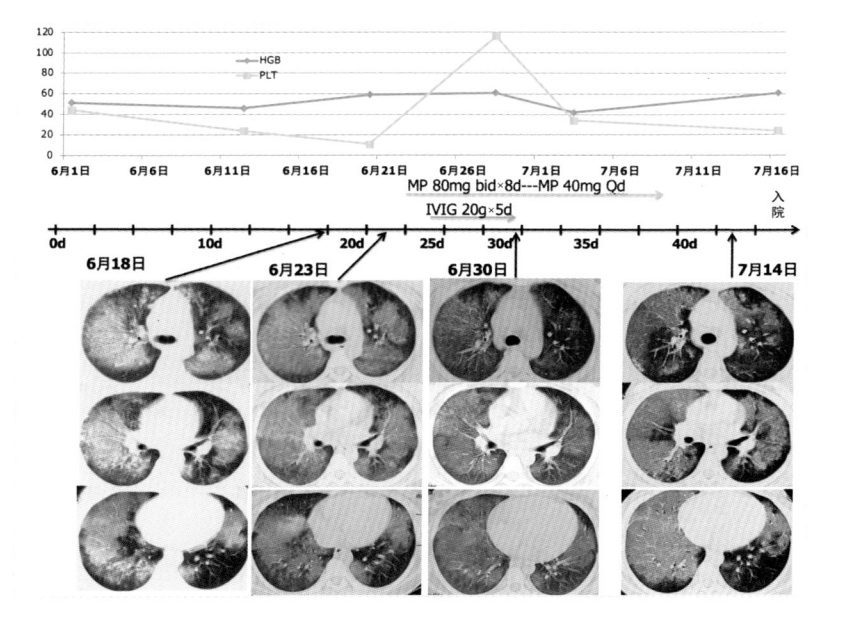

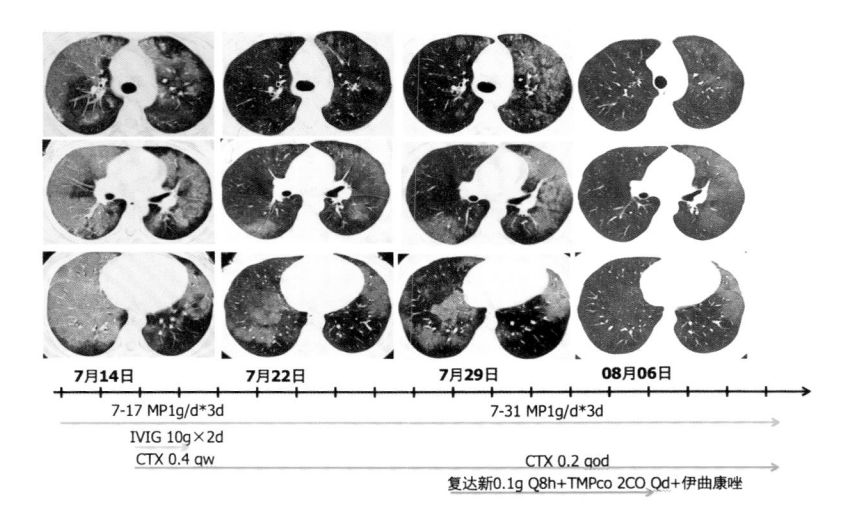

诊断：系统性红斑狼疮

　　　　弥漫性肺泡出血

　　　　血小板减少症

　　弥漫性肺泡出血为SLE的罕见危重并发症之一，急性发作，死亡率高，临床表现为呼吸困难、咯血，伴血红蛋白降低，往往合并SLE病情明显活动。肺部影像学提示：双肺弥漫分布的磨玻璃密度影及实变影，多以肺门为主，需与病毒感染、急性心力衰竭鉴别诊断，肺泡灌洗液可见＞20%的巨噬细胞和含铁血黄素沉积为诊断金标准，有大剂量激素冲击治疗指征，同时应积极联合免疫抑制剂治疗，诊治过程中容易合并机会性感染，必要时予以经验性广谱抗生素治疗。

第二章

猖獗性龋齿（rampant dental caries）

具体描述：

　　干燥综合征常见口腔表现之一为急性龋，病变进展迅速，多数牙齿、多个牙面在短期内同时患龋，表现为牙齿变黑、片状脱落，仅留有残根。可在6～12个月时间内发生。

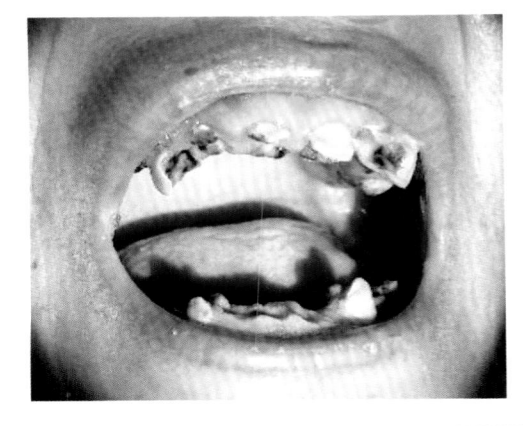

提供者：陈秋华

单　位：广东医科大学附属医院

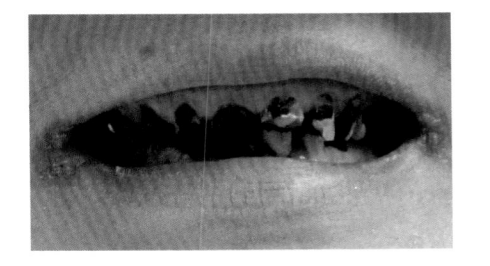

提供者：赵久良

单　位：北京协和医院

牛肉舌

具体描述：

    1.干燥综合征累及舌后，可出现舌干、皲裂、舌乳头萎缩，使舌面暗红，呈光滑状，通常称为"牛肉舌"，有舌痛，有时出现溃疡。

    2.同时需警惕合并口腔假丝酵母菌病。

提供者：**杨云娇**

单　位：**北京协和医院**

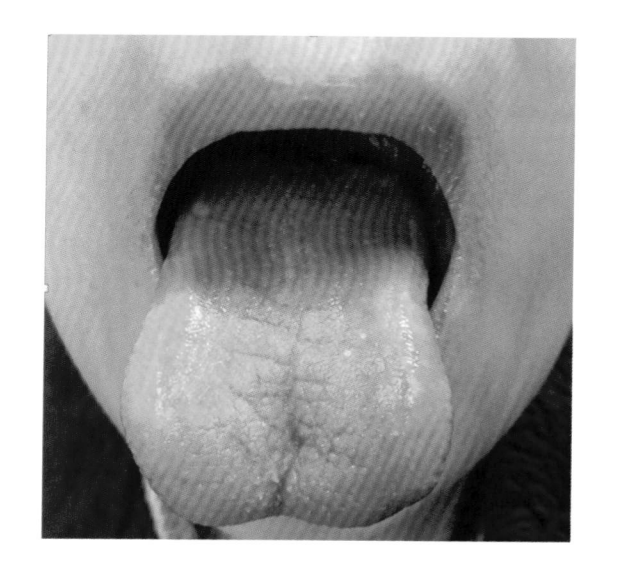

腮腺导管造影

具体描述：

　　腮腺导管造影显示末梢导管呈点状或球状扩张、排空迟缓为干燥综合征的典型表现，严重者可累及主导管。

提供者：**杨艳丽**

单　　位：**山西白求恩医院**

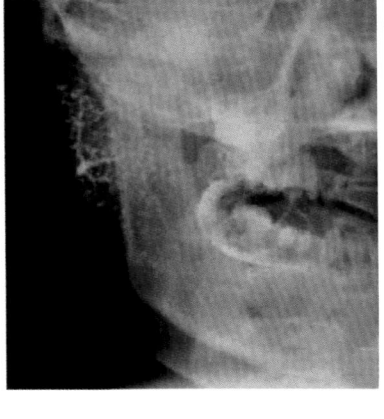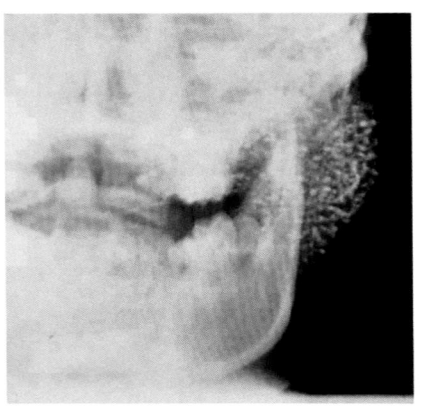

淋巴样间质性肺炎

具体描述:

　　淋巴样间质性肺炎（LIP）的HRCT表现包括磨玻璃影、小叶中央和胸膜下结节、小叶间隔增厚、网状影、支气管/细支气管增厚及薄壁囊肿。弥漫性囊性肺病可以是干燥综合征的首发表现，薄壁囊肿往往主要分布在下叶，位于支气管血管周围，数量可能从1个到近100个不等。

提供者：**赵久良**

单　　位：**北京协和医院**

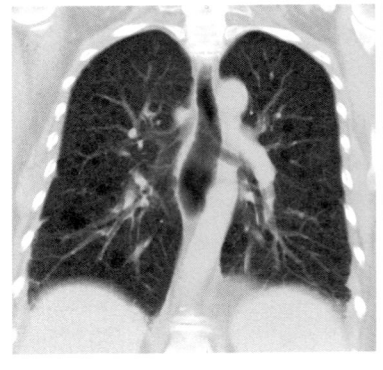 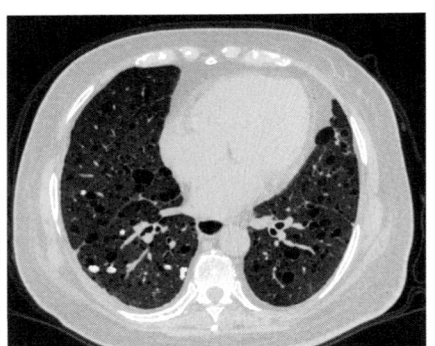

第三章

梭形肿胀

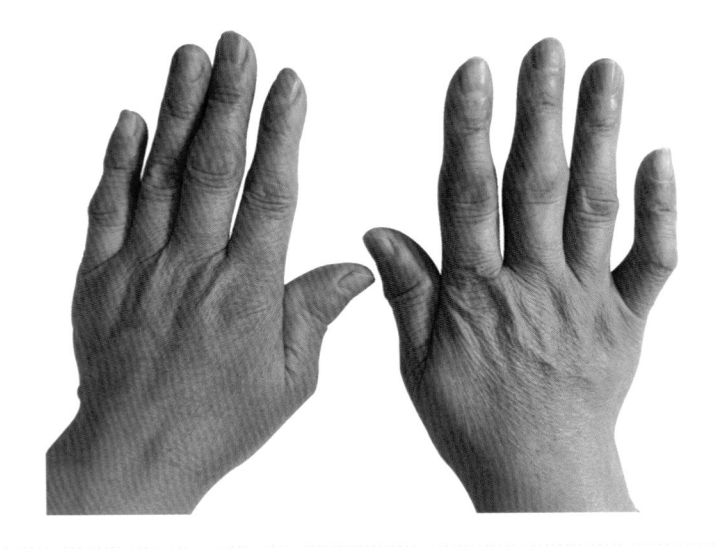

提供者：**朱小霞**

单　位：**复旦大学附属华山医院**

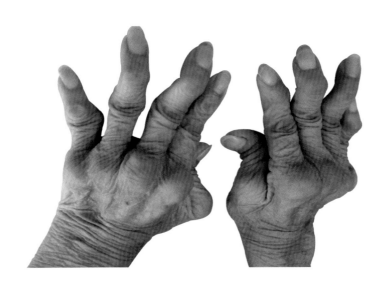

凶险图谱

关节炎 "爪形"畸形

具体描述：

女，60岁，对称性多关节肿痛20余年，手掌呈现"天鹅颈"畸形。

提供者：王明霞

黄 伟 中山市人民医院

"纽扣花"畸形

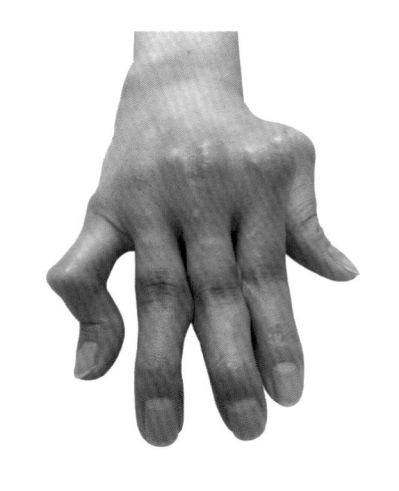

具体描述：

36岁年轻女性，确诊类风湿关节炎19年，未规律治疗，手部呈"纽扣花"畸形。

提供者：曾惠芬
单　位：深圳市龙岗中心医院

手尺侧偏斜

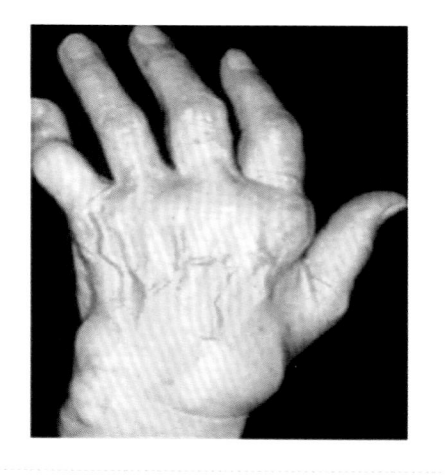

提供者：陈艺丹
单　位：东莞市东部中心医院

足尺侧偏斜

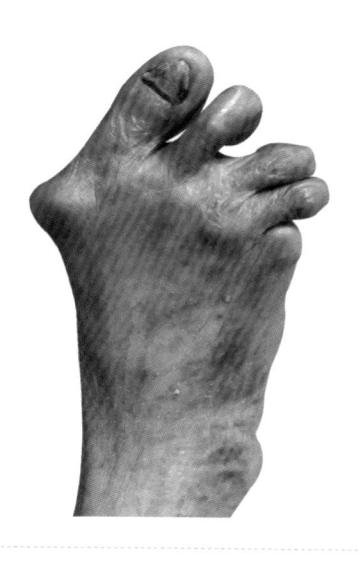

提供者：冯晓雪

单　　位：中山大学附属第六医院

望远镜筒样畸形

具体描述：

　　女性，48岁，RA 22年，未规范治疗。查体见右2、3指明显缩短、尺侧偏斜，呈现出"望远镜筒样畸形"。

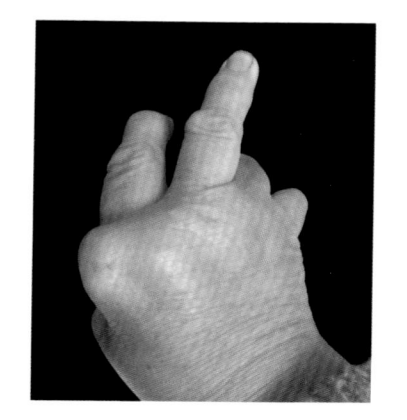

提供者：罗　　涛

单　　位：重庆市垫江县中医院

类风湿结节（手）

具体描述：

老年男性，类风湿关节炎合并肺间质病变，停药2年后手、膝出现多发类风湿结节。

提供者：**罗　涛**
单　位：**重庆市垫江县中医院**

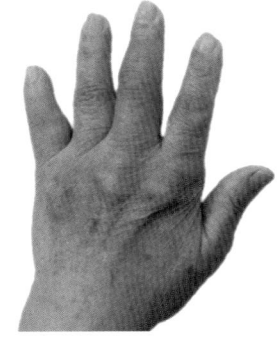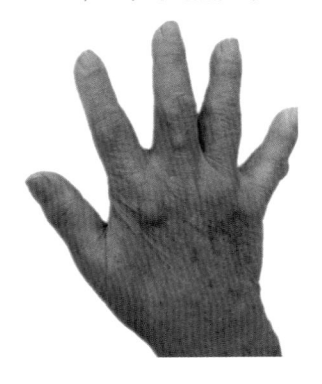

类风湿结节（膝）

提供者：**罗　涛**
单　位：**重庆市垫江县中医院**

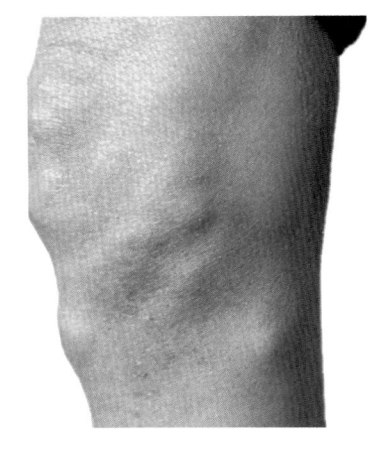

类风湿关节炎Ⅰ期 X 线表现

具体描述：

X线：双手腕骨质疏松，无明显关节间隙狭窄及骨质破坏（Ⅰ期）。

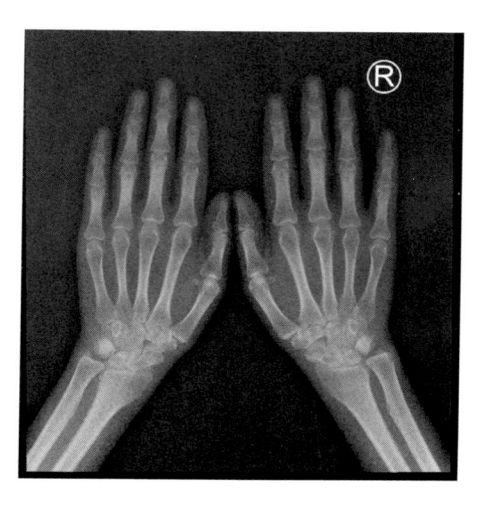

提供者：**耿　研**

单　位：**北京大学第一医院**

类风湿关节炎Ⅱ期 X 线表现

具体描述：

X线：双手腕骨质疏松，双侧腕关节及近端指间关节、掌指关节关节间隙狭窄，骨质破坏（Ⅱ期）。

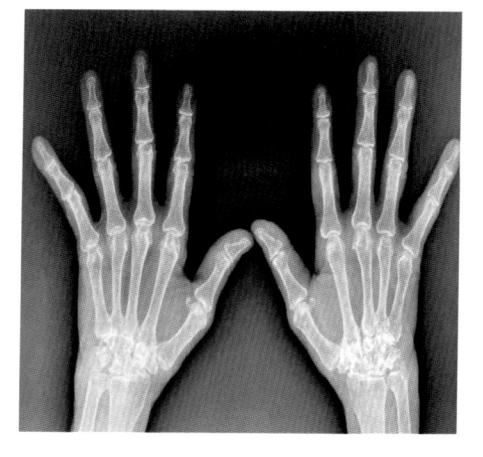

提供者：**李朝霞**

单　位：**暨南大学附属第一医院**

类风湿关节炎 Ⅲ 期 X 线表现

具体描述：

　　X 线：双手腕关节周围骨质疏松；双侧腕关节及近段指间关节、掌指关节关节间隙狭窄，多处骨质破坏及尺侧偏斜（Ⅲ期）。

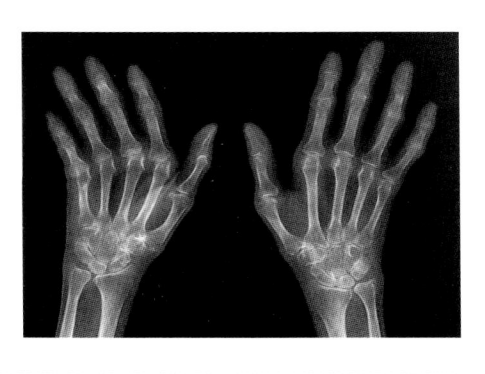

提供者：郭　欣

单　位：广东省第二人民医院

类风湿关节炎 Ⅳ 期 X 线表现

具体描述：

　　X 线：双侧手腕关节可见骨质疏松、骨质破坏、关节间隙狭窄、纤维强直及半脱位（Ⅳ期）。

提供者：刘丽萍

单　位：濮阳市人民医院

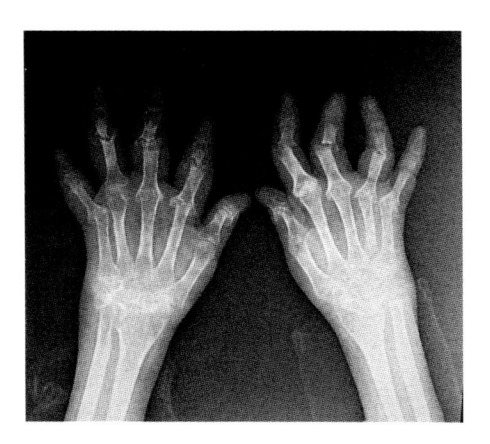

滑膜炎（超声）

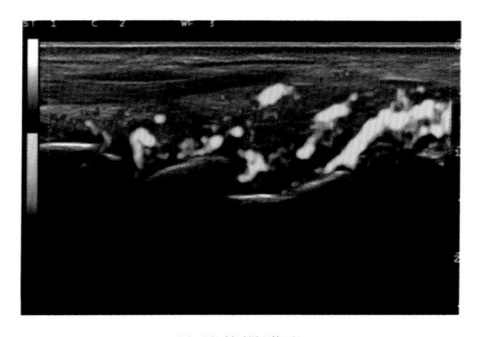

腕关节滑膜炎

提供者：耿　研

单　位：北京大学第一医院

骨侵蚀（超声）

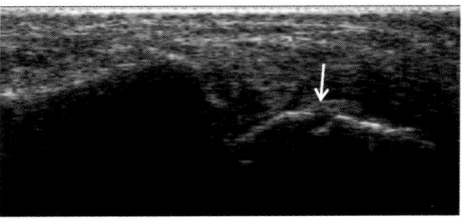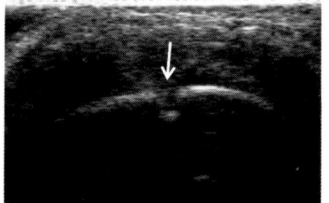

掌指关节

提供者：耿　研

单　位：北京大学第一医院

滑膜炎（MRI）

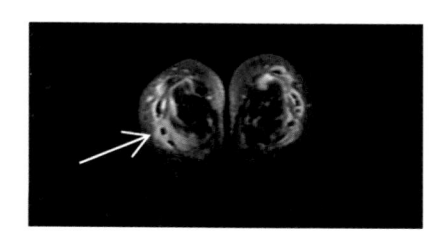

T1 增强相 - 腕关节滑膜炎

提供者：耿 研

单 位：北京大学第一医院

骨侵蚀（MRI）

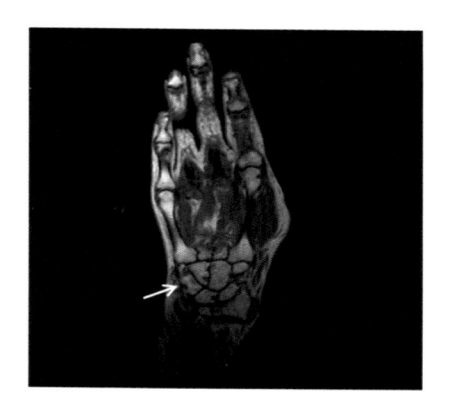

T1 相 - 腕关节多发骨侵蚀

提供者：耿 研

单 位：北京大学第一医院

关节炎（MRI）

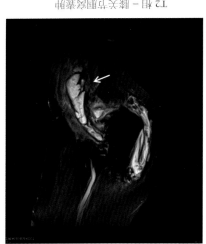

T2 相－腕关节滑膜囊水肿

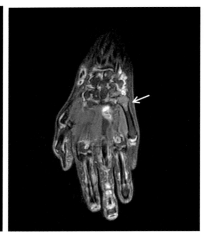

T2 相－腕关节骨髓水肿

提供者：耿　研

单　位：北京大学第一医院

关节镜下表现

具体描述：

　　37岁女性，类风湿关节炎，反复关节肿痛1年，膝关节镜检查可见大量滑膜增生，呈珊瑚状。

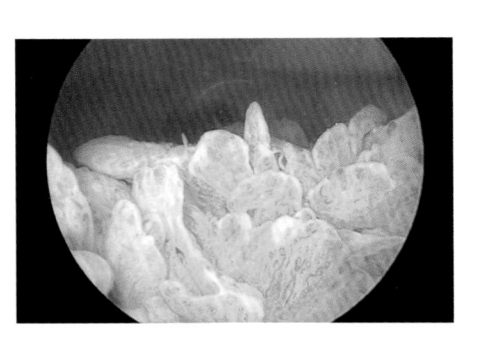

提供者：石茂华
单　位：佛山市第一人民医院

寰枢椎受累①

具体描述：

　　1.女性，54岁，类风湿关节炎，病程40年。
　　2.X线：环齿关节不对称，右侧略窄。

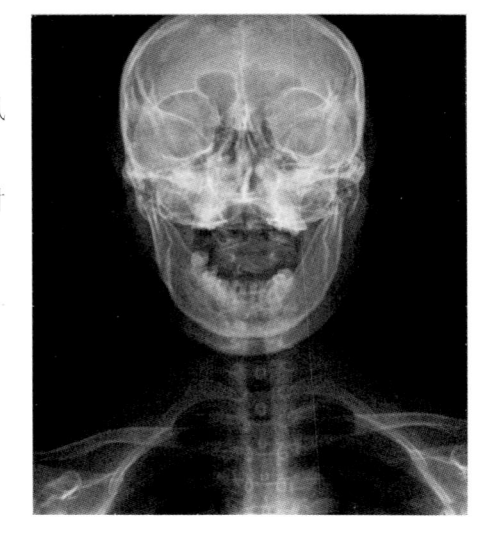

提供者：赵久良
单　位：北京协和医院

寰枢椎受累②

具体描述：

　　1. 女性，49岁，类风湿关节炎，病程20年。

　　2. 磁共振及X线提示：寰齿前间隙增宽，约7mm（正常<3mm）（图1，2），寰枢关节脱位。

　　3. 磁共振提示：寰枕融合（图3），寰枢关节脱位。

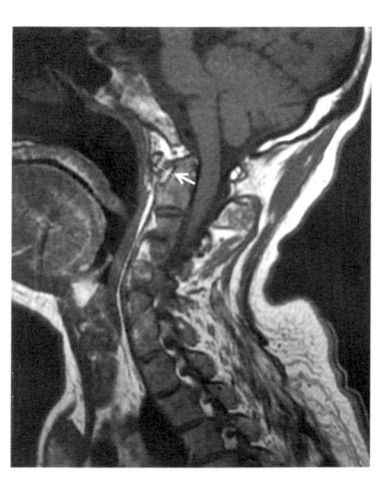

图 1

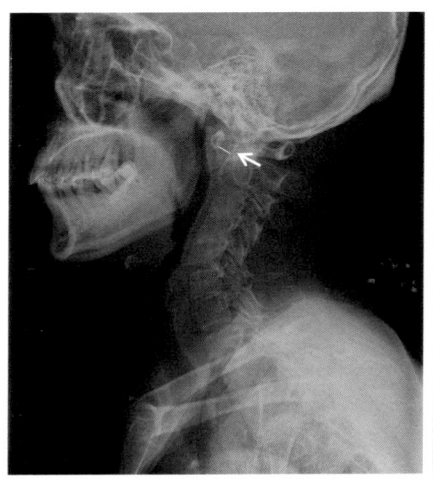

图 2

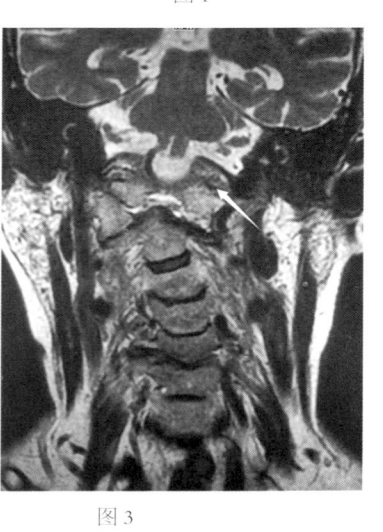

图 3

提供者：王圣林　张警丰

单　位：北京大学第三医院

颞下颌关节受累

具体描述：

　　MR：左颞下颌关节盘不可复性前内移位；左颞下颌关节盘变性。

提供者：赵久良
单　位：北京协和医院

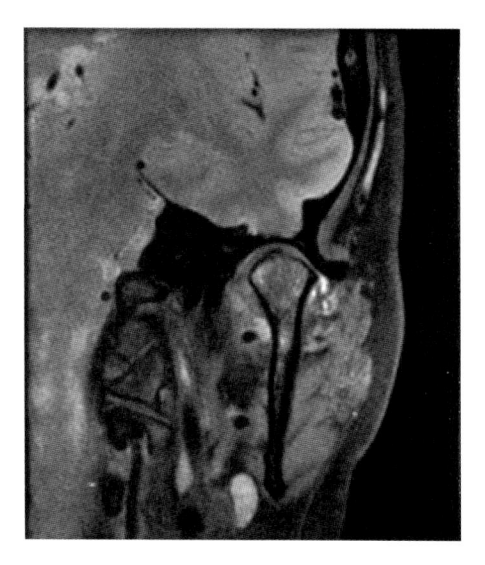

继发血管炎

具体描述：

　　女性，52岁，类风湿关节炎，长期未规范治疗，继发右足血管炎，皮肤破溃，肢端坏疽。

提供者：罗　涛
单　位：重庆市垫江县中医院

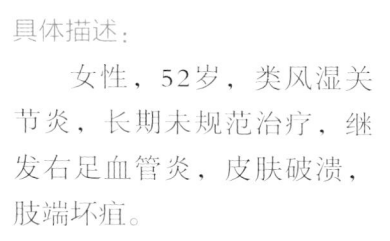
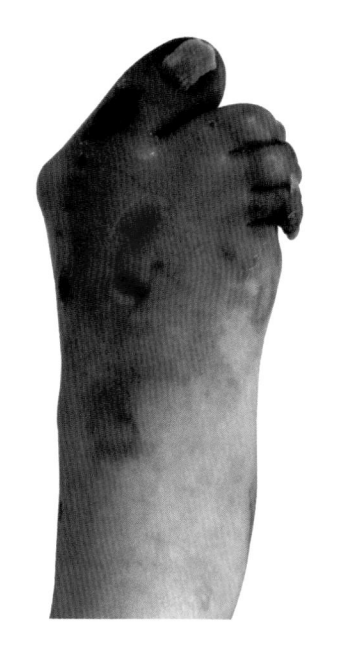

巩膜炎

具体描述：

　　RA患者的巩膜炎发病率约为0.7%～6.3%，但在所有就诊于眼科的巩膜炎患者中，RA发生率可高达33%。与非类风湿性疾病导致巩膜炎患者相比，RA相关巩膜炎患者年龄更大，往往更容易出现双侧病变。巩膜炎通常表现为持续性重度钻痛，夜间或清晨加重，可放射至面部和眶周。眼外肌附着于巩膜，故眼球转动会加重巩膜炎疼痛。患者还可能主诉头痛、流泪、眼部发红(尤其是非坏死性前巩膜炎患者)和畏光（不一定出现）。

提供者：**崔　莉**

单　位：**北京同仁医院**

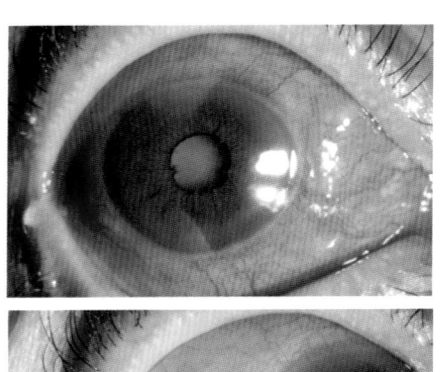

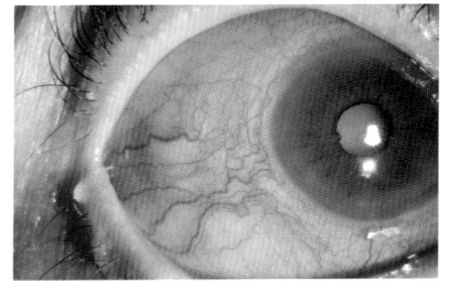

角膜溶解

具体描述：

　　RA患者角膜受累是RA伴发干燥综合征的严重并发症。少数患者也会发生与干眼无关的角膜炎症，并引起角膜溶解，即角膜细胞外基质炎症导致胶原分解的临床表现。

提供者：崔　莉

单　位：北京同仁医院

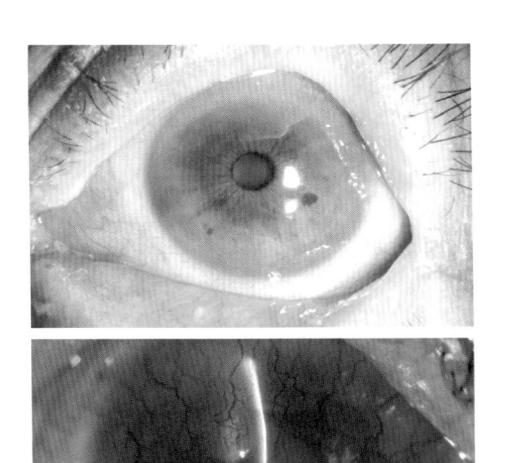

缓和的血清阴性对称性滑膜炎伴凹陷性水肿综合征（RS3PE）

具体描述：

　　女性，83岁，双手背凹陷性水肿伴手腕关节肿痛半年。ESR、CRP升高，自身抗体谱、肿瘤相关检查无异常。考虑RS3PE，予小剂量激素及羟氯喹治疗后肿痛消退。

提供者：**郭紫石**
单　位：**佛山市禅城中心医院**

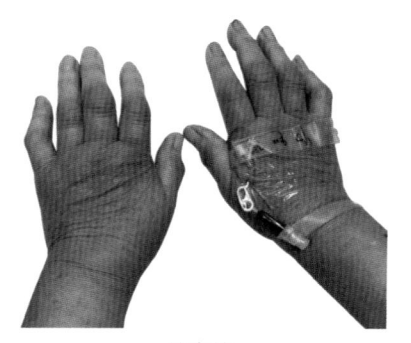

治疗前

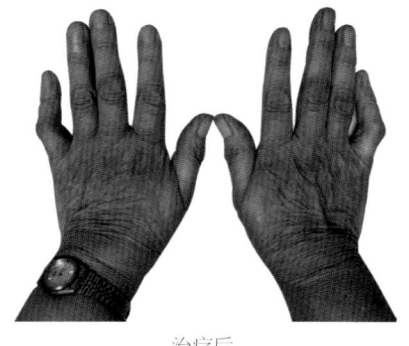

治疗后

寻常型肺间质病变（UIP）

具体描述：

　　男性，77岁，以"多关节肿痛伴晨僵8年，加重1年"为主要表现，诊断RA，曾予来氟米特治疗后症状缓解。后患者自行停药，近1年关节肿痛加重伴干咳、多关节周围蚕豆大小结节，再次口服来氟米特后病情改善不佳。胸部HRCT：双肺下叶可见网格及蜂窝状改变，以胸膜下为著，且小叶间隔增厚，符合类风湿关节炎肺间质病变（UIP）。CRP 110.81mg/L↑，ESR 114mm/h；抗CCP抗体 1598.5（RU/ml）↑；RF 1130（IU/ml）↑。ANA、抗ds-DNA、抗ENA谱、肌炎抗体谱、免疫球蛋白、补体、BALF病原学检查阴性。诊断：类风湿关节炎；肺间质病变；多发类风湿结节。

提供者：罗　涛

单　位：重庆市垫江县中医院

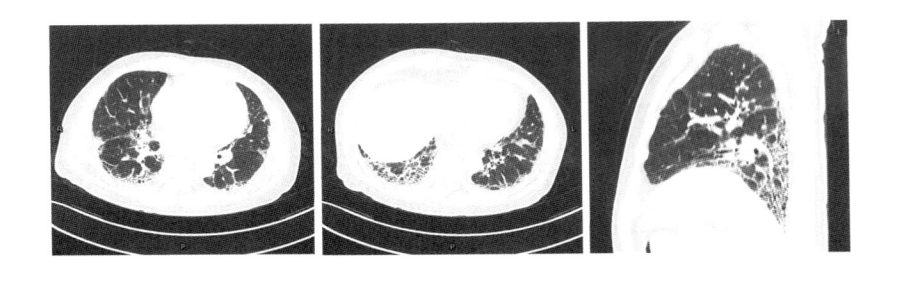

肺间质病变和肺大疱

具体描述：

1. 患者，男，53岁，"多关节疼痛20年，气促5年余"。

2. 20余年前出现对称性多关节疼痛，伴有晨僵，诊断为类风湿关节炎，不规律治疗。5年余前诊断"类风湿性关节炎并间质性肺炎"，予雷公藤、甲强龙等药物，后不规律用药，肺功能逐渐下降。

3. 化验：血沉 2mm/h，C反应蛋白 4.4mg/L。血气：氧分压 56mmHg；二氧化碳分压 51mmHg；血氧饱和度 88.5%；RF 364.3U/ml，抗CCP抗体 166U/ml，ANA谱，ANCA阴性。超声心动图：三尖瓣返流（重），心包积液（微量），肺动脉高压（中），左室收缩功能正常，肺源性心脏病。

4. 肺CT：双肺纹理增重，肺野透亮度不均匀，可见多发小囊状、斑片状透亮区，较大者直径约31mm。双肺内可见多发斑片状、网格状密度增高影，边界模糊不清。

5. 诊断为类风湿关节炎；肺间质纤维化；肺大疱；肺心病。

提供者：**吴传聪**

单　位：**清远市人民医院**

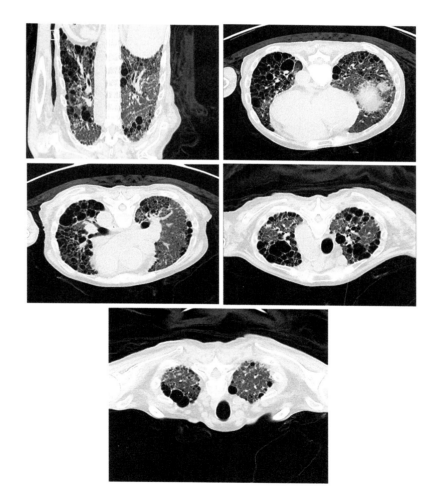

非特异性间质性肺炎（NSIP）

具体描述：

    1.女性，45岁，RA，肺间质病变。

    2.肺部CT：双肺下叶及左肺上叶下舌段、右肺中叶可见小叶间隔增厚及索条，伴少量磨玻璃密度影。

    3.双肺间质病变，NSIP样改变。

提供者：王　可

单　位：北京大学第一医院

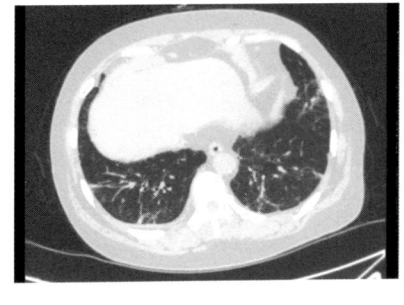 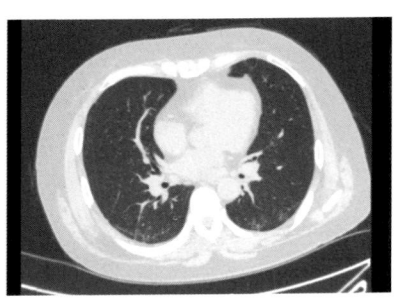

肺类风湿结节

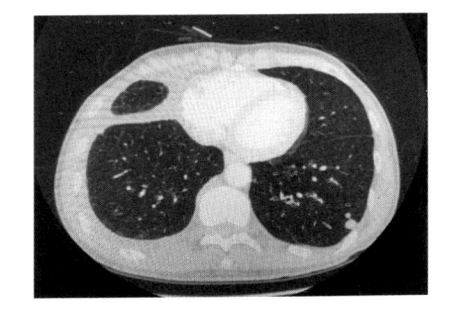

提供者：季兰岚

单　位：北京大学第一医院

肺内空洞

具体描述：

1. 女性，64岁，主诉：RA 10年，干咳2年。RF 143IU/ml，抗CCP 886U/ml，ESR 88mm/h。

2. 来氟米特20mg qd+雷公藤多苷20mg tid，长期口服治疗。

3. 肺活检病理：慢性炎症，见片状坏死，未见明确上皮样结构。

4. 开胸肺叶楔形切除，病理：（右肺中叶）肺组织中见坏死结节，周围类上皮样细胞、多核巨细胞反应。

提供者：**赵久良**

单　位：北京协和医院

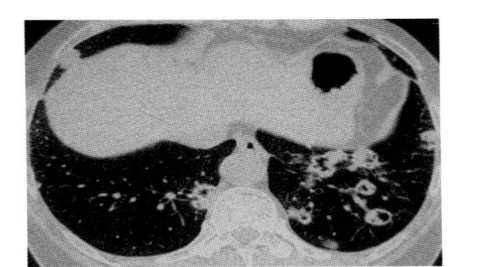

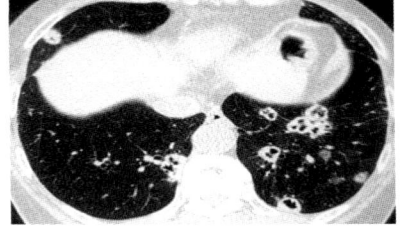 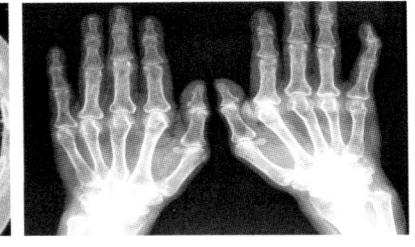

冠状动脉粥样硬化

具体描述：

1. 45岁，男性，类风湿关节炎10年，口服来氟米特治疗。

2.胸痛2个月入院，既往高血压病史、吸烟史，否认糖尿病史。

3.冠脉CTA示三支病变。

提供者：**潘丽丽**

单　　位：**首都医科大学附属北京安贞医院**

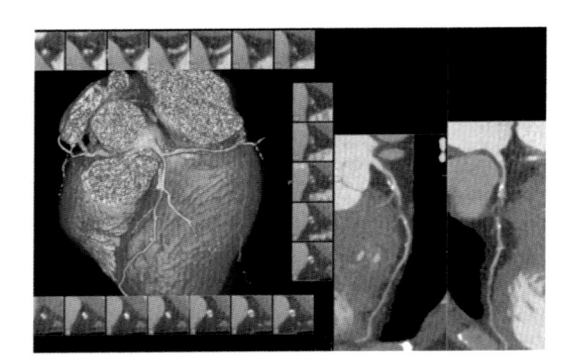

左前降支

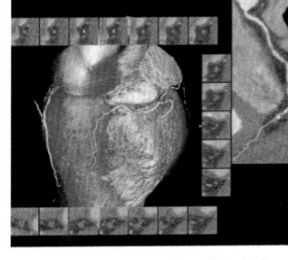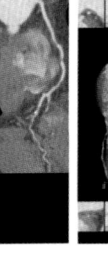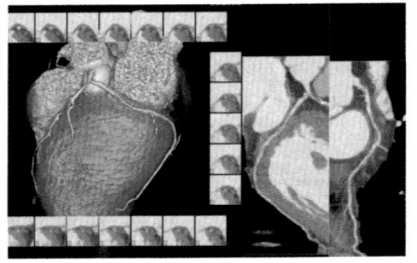

右冠状动脉　　　　　　　　左旋支

第四章

脊柱关节病

一、强直性脊柱炎

强直性脊柱炎①

具体描述：

男性，28岁，强直性脊柱炎，髋关节置换术后，双髋关节受累。

提供者：吴　歆

单　位：上海长征医院

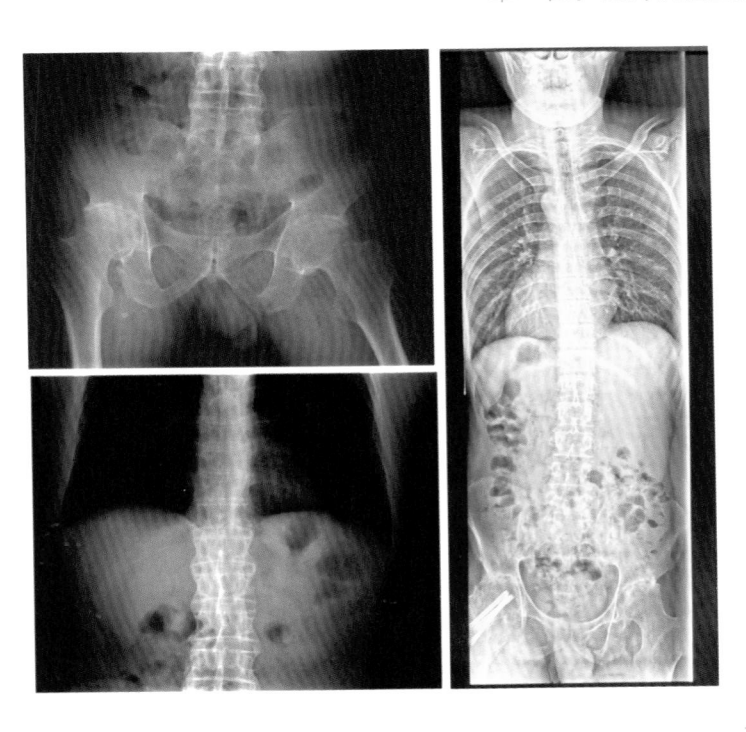

强直性脊柱炎②

具体描述：

　　男性，21岁，强直性脊柱炎，脊柱矫形术后，严重的压缩性骨折，双髋关节受累。

提供者：吴　歆

单　位：上海长征医院

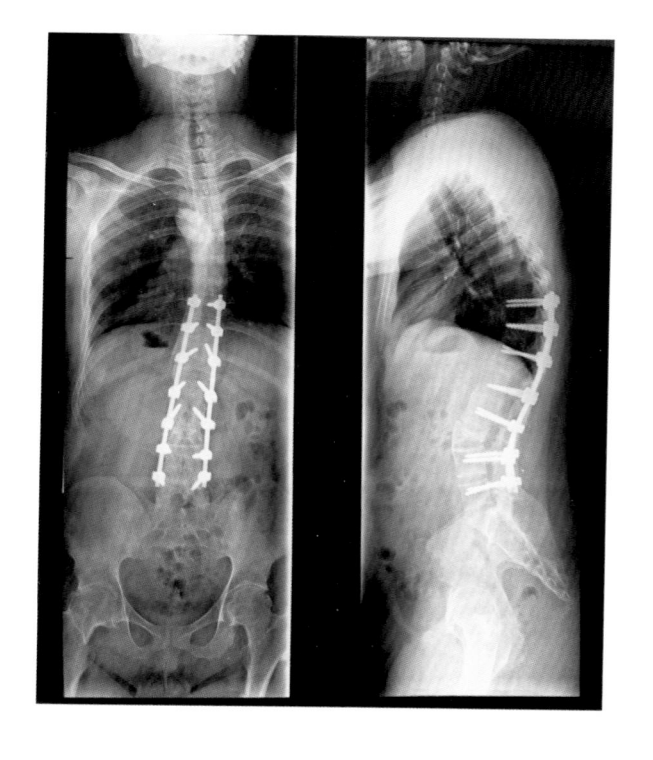

强直性脊柱炎③

具体描述：

　　骶髂关节CT示：双侧骶髂关节间隙狭窄，部分融合。

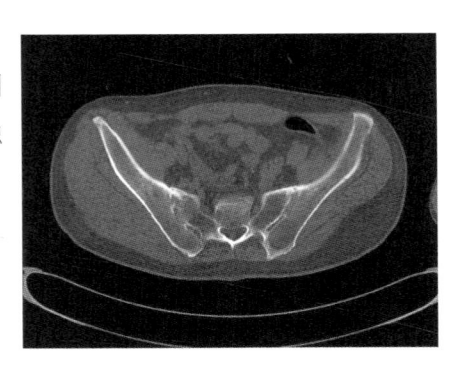

提供者：**赵　令　高紫欣**

单　位：**吉林大学第一医院**

强直性脊柱炎④

具体描述：

　　男性，17岁，强直性脊柱炎患者，CT提示骶髂关节间隙狭窄、部分融合；双侧髋关节间隙变窄，关节面毛糙。

提供者：**李朝霞**

单　位：**暨南大学附属第一医院**

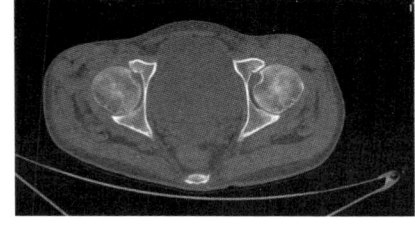
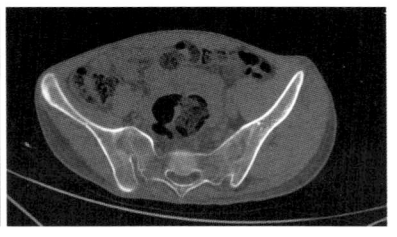

强直性脊柱炎⑤

具体描述:

　　强直性脊柱炎（AS）合并Andersson损伤核磁共振表现，常见于晚期AS患者。

提供者：**李艳华**

单　位：**佛山市南海区人民医院**

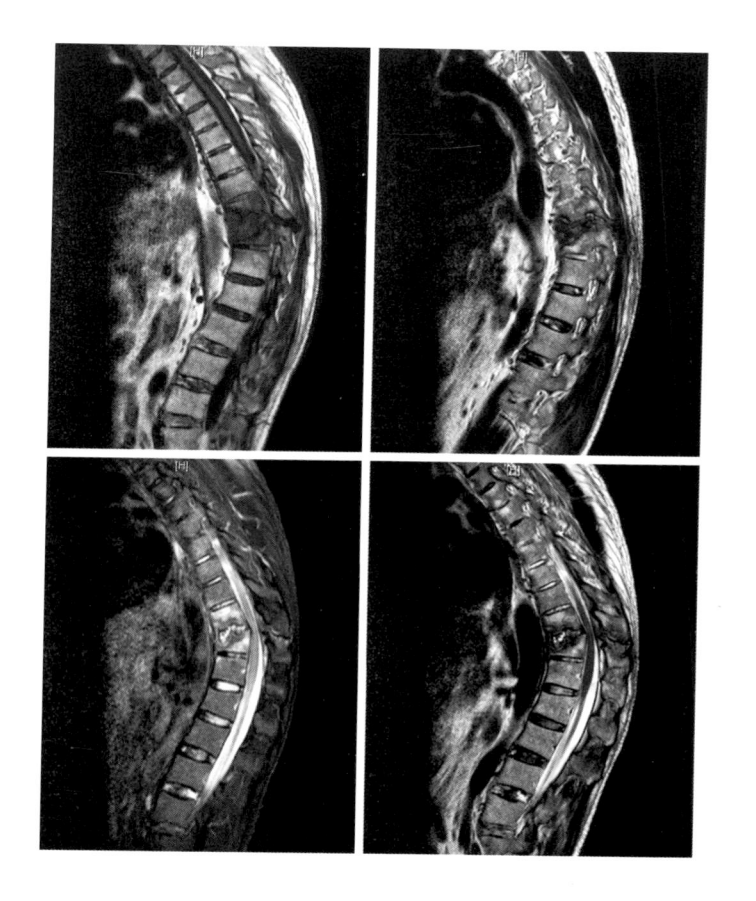

二、银屑病关节炎

银屑病性关节炎①

具体描述：

男性，31岁，银屑病关节炎，病史5年余，前胸、背部可见广泛银屑皮疹，伴双膝关节肿痛。治疗1年后皮疹消退，关节肿痛好转。

提供者：**曾志鹏**

单　位：**华中科技大学同济医学院附属同济医院**

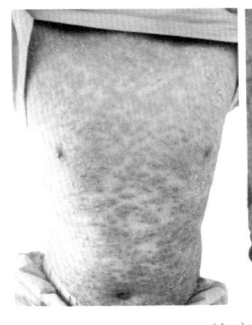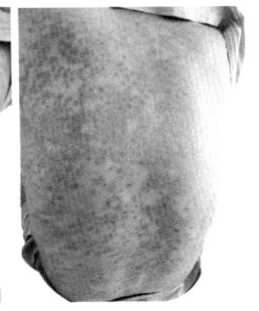

治疗前

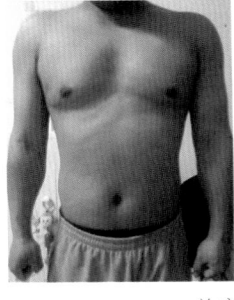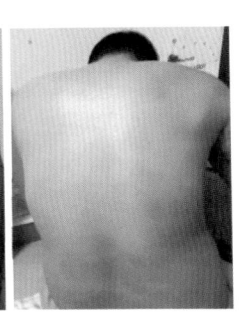

治疗后

银屑病性关节炎②

具体描述:

　　男性，59岁，银屑病关节炎，病史10余年，手足远端可见甲周红色片状皮疹，表面覆盖多层银白色鳞屑，表面鳞屑可刮脱，刮净后可见半透明薄膜及小出血点。同时伴有皮肤损害及指间关节的红肿。

提供者：**林滇恬**

单　位：**福建省立医院**

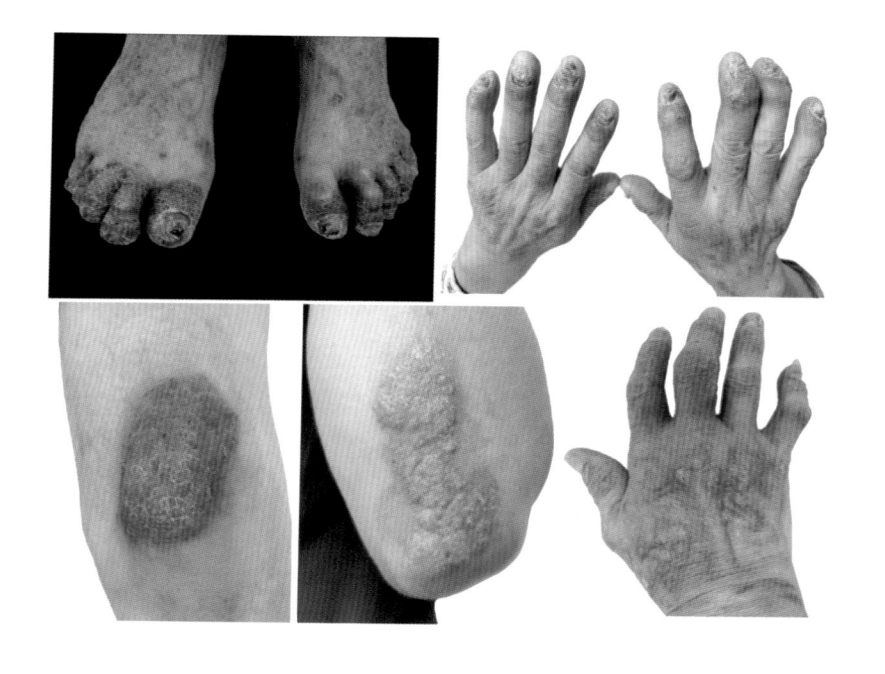

银屑病性关节炎③

具体描述：

　　女性，53岁，银屑病关节炎，病史30年，患者双手双足呈残毁性关节炎表现，双手呈"望远镜手"改变。

提供者：**林啟胜**
单　位：**汕头市中心医院**

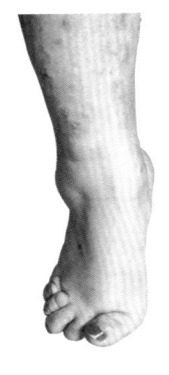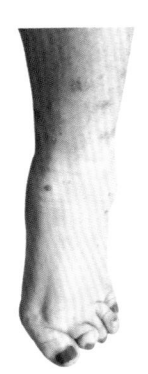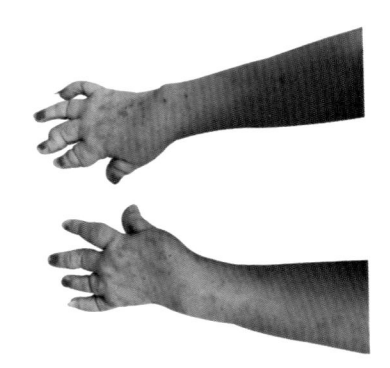

银屑病关节炎 X 线表现

具体描述：

    43岁，银屑病关节炎，病史15年，双手正位片可见双手远端指间关节间隙狭窄，有骨破坏。

提供者：**万志红**

单　位：**河南大学淮河医院**

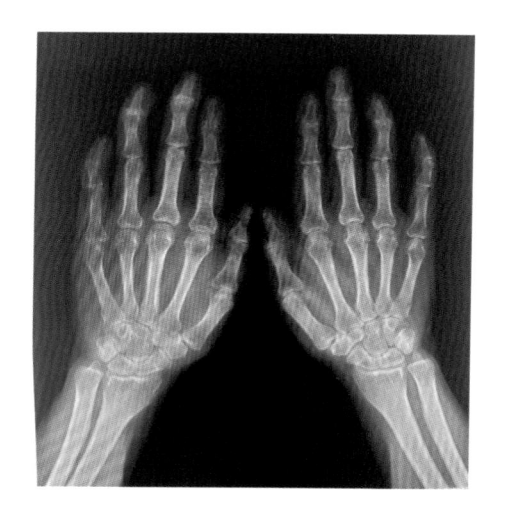

皮肤损害①

具体描述：

男性，76岁，红皮病型银屑病，病史12年，面部、颈部、躯干、四肢皮肤可见散在红斑及皮损，形态不规则，表面覆以大量白色鳞屑，质脆，易脱落，无瘙痒、疼痛。

提供者：**林滇恬**

单　位：福建省立医院

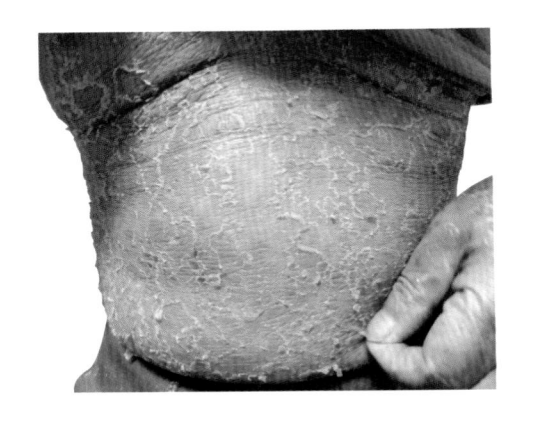

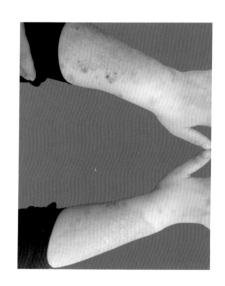

单　位：河南大学淮河医院

提供者：万志红

病例照片②

自体描述：

23岁女性，双腿膝关节炎，病史10年余。可见双腿对称红色或紫红色斑疹，老旧有褐色色素沉积。

凤湿图谱

皮肤损害③

具体描述：

男性，48岁，银屑病关节炎，病史3个月余，可见足底掌跖大片皮肤撕脱。

提供者：**刘　明**

单　位：**邵阳市中心医院**

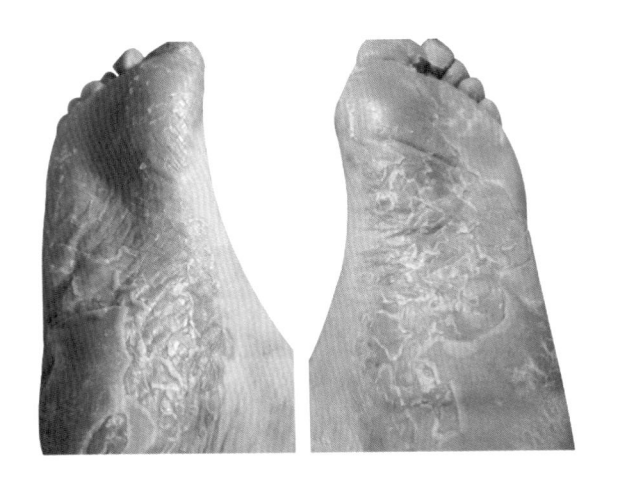

皮肤损害④

具体描述:

男性,24岁,银屑病关节炎,病史4年。可见多发不规则暗红色皮疹,部分皮疹上覆盖白色鳞屑,刮除鳞屑后可见薄膜现象、蜡滴现象。手指甲、脚趾甲甲板增厚、浑浊,色泽发黄,甲表面高低不平。手指呈"腊肠指"样改变。(银屑病皮损属于斑块型银屑病)。

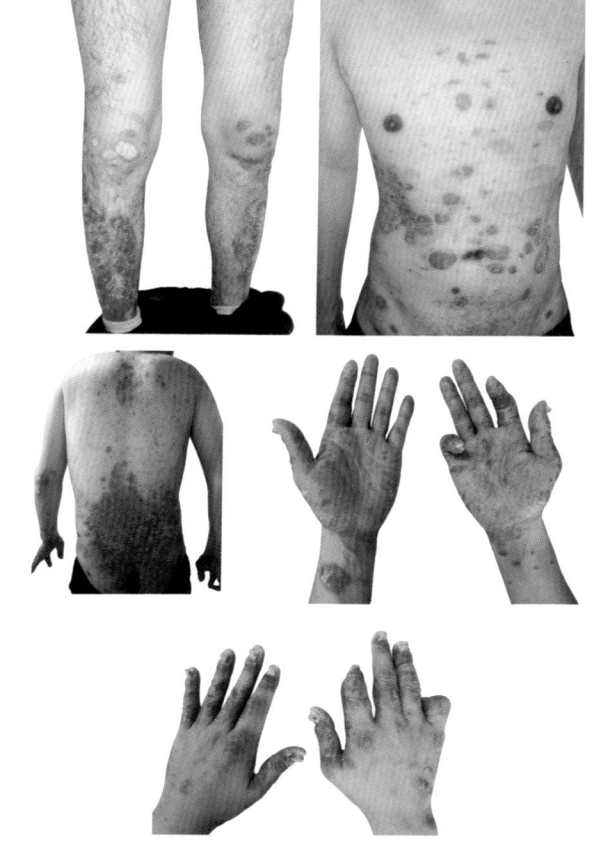

提供者:冯晓雪

单　位:中山大学附属第六医院

第五章

痛风性关节炎

第一跖趾关节痛风急性发作

具体描述：

男性，32岁，痛风，左足第一跖趾关节肿痛3天，局部红肿，皮温高，活动受限。

提供者：曾　洁

单　位：上海市宝山区中西医结合医院

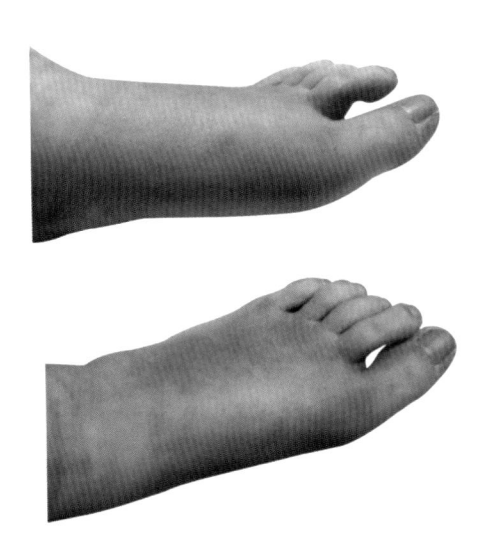

痛风－尿酸盐晶体

具体描述：

男性，25岁，痛风，右膝关节腔穿刺液偏振光显微镜530nm波长下图像，可见双折光性针尖样尿酸盐晶体。

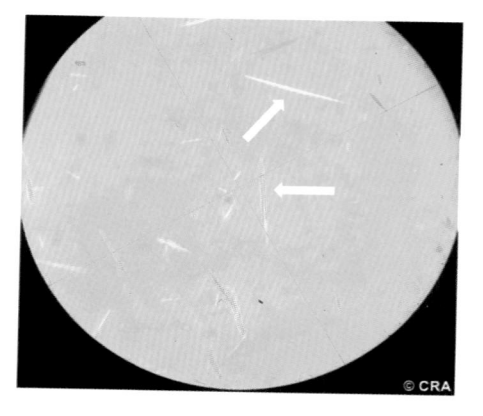

提供者：曹 灵 陈 锟

单 位：复旦大学附属华
　　　　山医院

具体描述：

男性，56岁，痛风，右膝关节穿刺液行偏振光显微镜检查，显示成簇分布的、具有双折光性的针样尿酸盐结晶（箭头）。

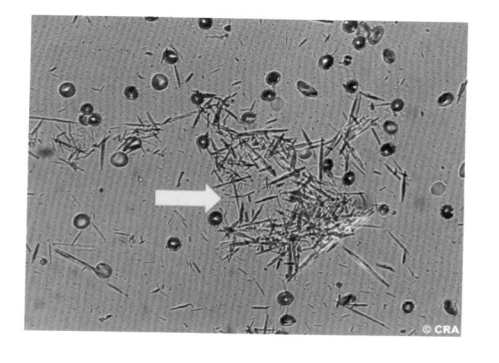

提供者：马莉莉

单 位：复旦大学附属中
　　　　山医院

关节超声－双轨征

具体描述：

1. 男性，36岁，痛风病史8年，左膝关节急性肿痛。

2. 左膝关节超声：软骨面可见线状强回声沉积，呈双轨征（黄→示），右膝关节间隙查见无回声、云雾状回声区（绿→示），代表关节液中尿酸盐结晶的形成，内可见点线状血流信号（红→示）。

提供者：刘　艺

单　位：四川大学华西医院

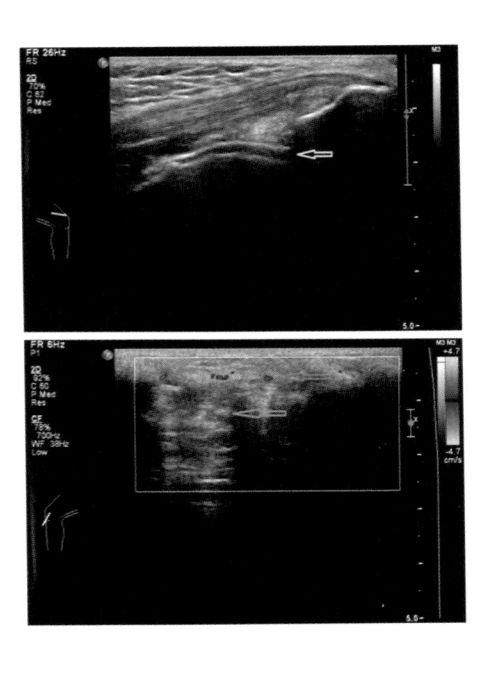

关节超声 – 暴雪征

具体描述：

1. 男性，25岁，痛风病史4年，左膝关节急性肿痛。

2. 膝关节超声检查：关节腔及关节周围滑囊腔增大，其内充满无回声区，内见不均质的细小点状强回声，类似云雾状，即"暴雪征"（箭头标记处）。

3. "暴雪征"为痛风性关节炎的典型超声表现，提示关节腔尿酸盐晶体大量沉积。

提供者： **曹　灵　谢春梅**

单　位：**复旦大学附属华山医院**

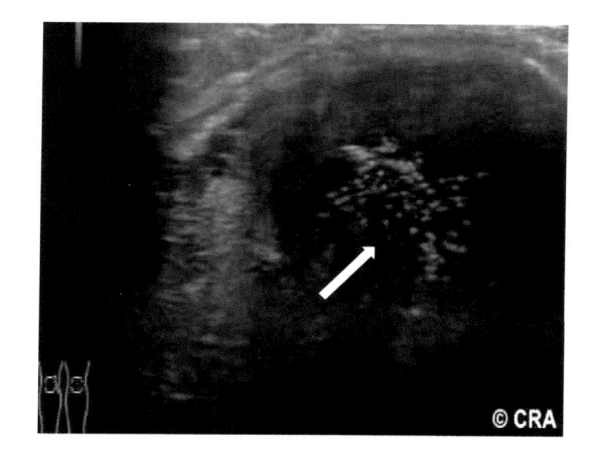

关节超声 – 肌腱尿酸盐沉积

具体描述：

　　男性，64岁，痛风病史10年余，右膝关节急性肿痛。关节超声：髌腱远端止点段内见云雾状高回声。

提供者：蔡叶华　朱小霞

单　位：复旦大学附属华山医院

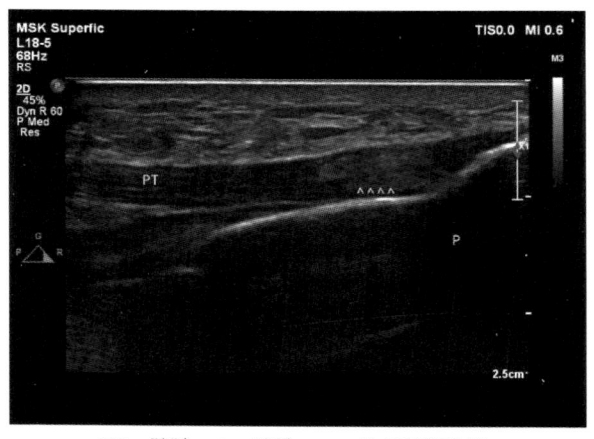

PT：髌腱；　P：髌骨；　∧：结晶沉积位置

X线－骨质破坏

具体描述：

男性，59岁，痛风病史20年，未规范治疗，双手多发痛风石。 X线检查：偏心圆形囊性变（黑色箭头），虫噬样、穿凿样缺损，关节面破坏、半脱位以及病理性骨折（白色箭头）。

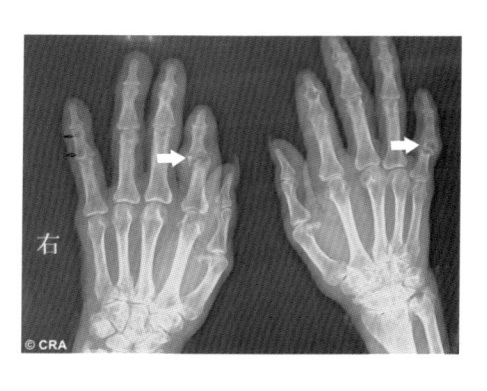

提供者：**姜丽丽**

单　位：**江西省人民医院**

耳廓痛风石

具体描述：

男性，53岁，痛风病史10年，耳廓多发痛风石。

提供者：**朱小霞**

单　位：**复旦大学附属华山医院**

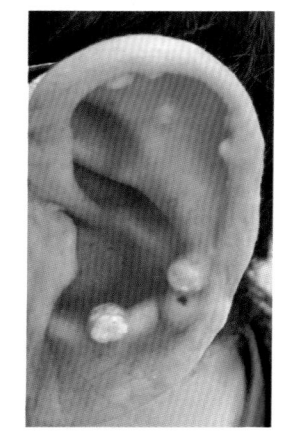

双手痛风石

具体描述：

　　男性，48岁，痛风病史13年；双手多关节皮下可见大小不等、类圆形结节，边缘清，活动度差，无触痛。

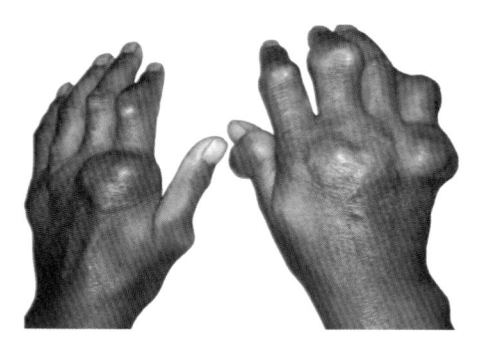

提供者：米克拉依·曼苏尔

单　位：新疆维吾尔自治区人民医院

"石灰石样"痛风石

具体描述：

　　男性，痛风病史20余年，双手皮下密集白色"石灰石样"结节。

提供者：王　辉

单　位：哈尔滨医科大学附属第一医院

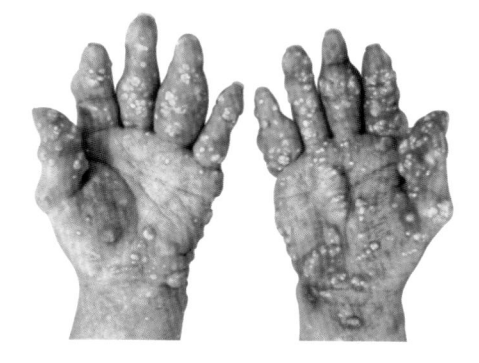

"豆腐渣样"痛风石

具体描述：

女性，78岁，痛风病史6年，急性发作期，双手中指指间关节伸面皮下"豆腐渣样"痛风石。

提供者：**林　丛**

单　位：**复旦大学附属华山医院**

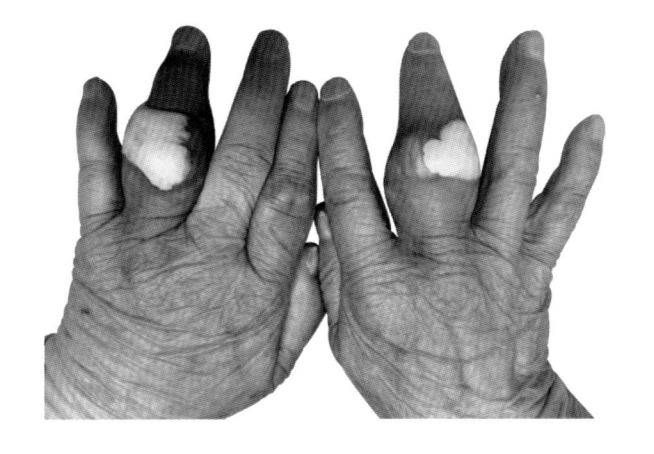

双手痛风石

具体描述：

男性，痛风病史20余年，左手大量皮下痛风石，导致严重畸形。X线检查见手部大量痛风石沉积，骨、关节严重破坏、畸形，失去正常形态。

提供者：王　辉

单　位：哈尔滨医科大学附属第一医院

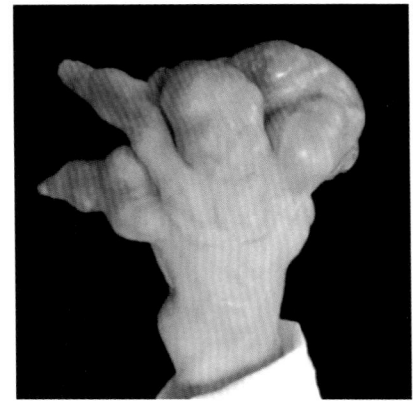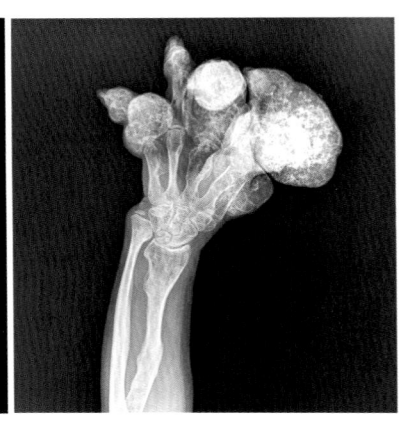

双手及双足痛风石

具体描述：

男性，30岁，痛风病史12年，双手、双足多发痛风石形成，血尿酸627μmol/L。

提供者：莫颖倩

单　位：中山大学孙逸仙纪念医院

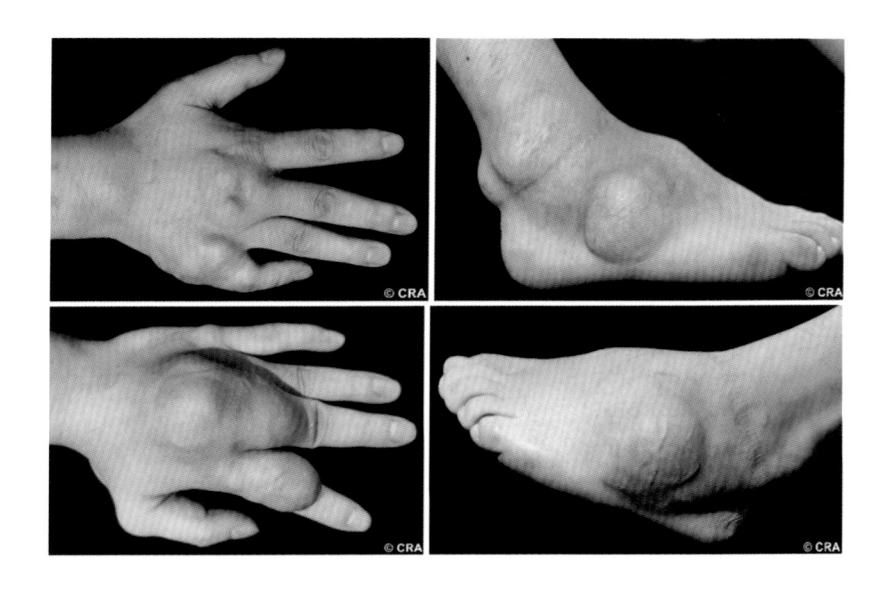

痛风石超声表现

具体描述：

1. 男性，66岁，痛风病史20余年，右侧第一跖趾关节肿痛。

2. 关节超声检查：第一跖趾关节内侧可见多个高回声团块，第一跖骨骨皮质缺损、凹陷。

提供者：蔡叶华　朱小霞

单　位：复旦大学附属华山医院

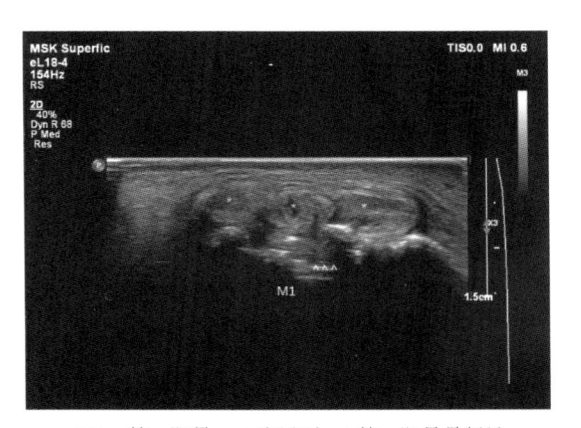

M1：第一跖骨；★痛风石；＾第一跖骨骨侵蚀

双源 CT ① – 尿酸盐沉积

具体描述：

　　男性，58岁，痛风病史30余年，未规范降尿酸治疗。间歇期行双源CT检查：左手大量单钠尿酸盐晶体（绿色）沉积。

提供者：**罗　涛**

单　位：**重庆市垫江县中医院**

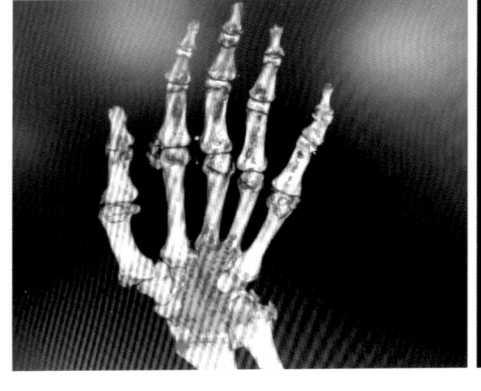 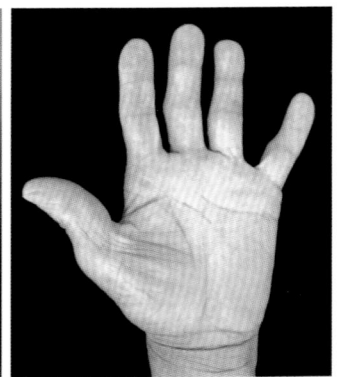

双源 CT ② - 尿酸盐沉积

具体描述：

1. 男性，49岁，痛风病史15年。

2. 脊柱双源CT检查：尿酸盐晶体（绿色）沉积在腰椎。

提供者：**赵雅茜**

单　位：**四川大学华西医院**

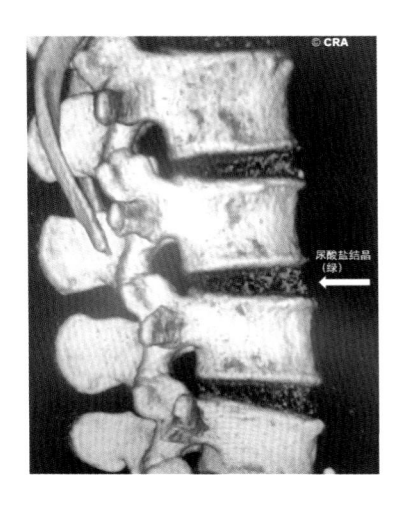

第六章

系统性硬化症

面具脸

具体描述：

男性，58岁，全身皮肤硬化伴色素沉着10个月余。诊断为系统性硬化症。面部皮肤皱纹逐渐消失、鼻翼萎缩、鼻端变尖变紧、口唇变薄、张口受限明显、面部表情活动受限，称为"面具脸"样改变。

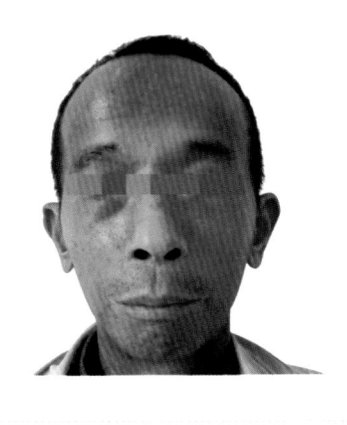

提供者：**杨　雪**
单　位：**复旦大学附属华山医院**

口周放射状条纹

具体描述：

女性，57岁，双手雷诺现象7年，面部皮肤可见散在1～3mm大小的色素减退斑块，以唇为中心的口周可见大量皱痕，呈放射状条纹，张口困难，诊断为系统性硬化症。图片示典型面部特征：口周放射状条纹。

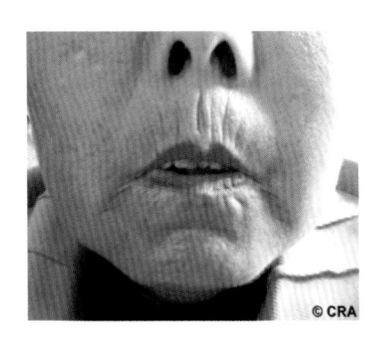

提供者：**王丽萍**
单　位：**兰州大学第二医院**

硬斑病

具体描述：

　　女性，38岁，头顶毛发脱落伴条索状头皮硬化4年余。诊断：刀劈状硬斑病。

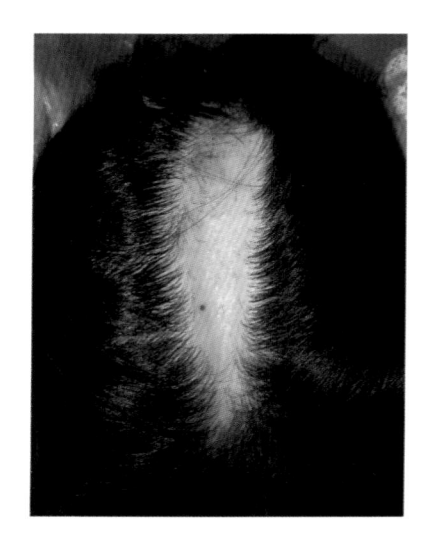

提供者：**杨　雪**

单　位：复旦大学附属华山医院

皮肤肿胀期

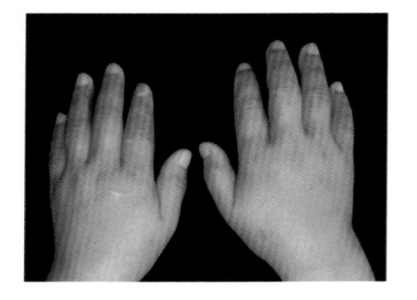

具体描述：

　　女性，35岁，系统性硬化症病史3年，双手指肿胀，皮肤变硬，难以捏起，图示为系统性硬化症肿胀期。

提供者：邹庆华

单　位：陆军军医大学第一附属医院

皮肤硬化期

具体描述：

女，50岁，系统性硬化症，病史7年，双手指皮肤变硬，难以捏起，图示为系统性硬化症硬化期。

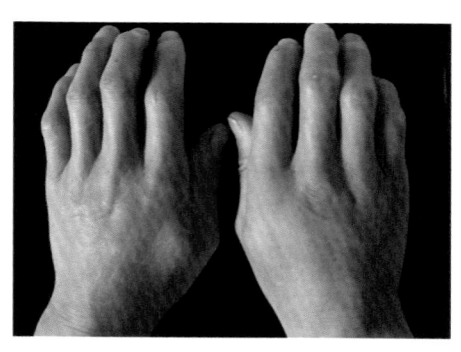

提供者：**邹庆华**

单 位：**陆军军医大学第一附属医院**

皮肤萎缩期

具体描述：

男性，25岁，病史8年，弥漫型系统性硬化症。图示为因肌腱和关节周围结构的纤维化所致的手指关节挛缩，伴弥漫性皮肤硬化，脂肪萎缩，皮肤色素沉着过度或色素脱失。

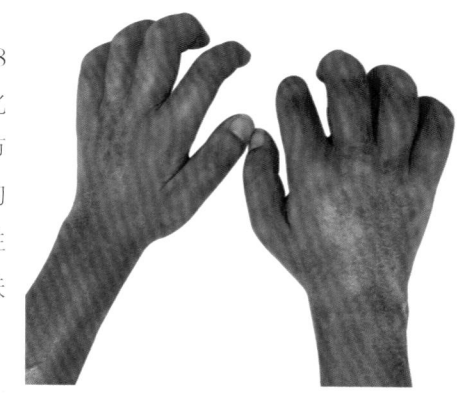

提供者：**赵久良**

单 位：北京协和医院

雷诺现象

具体描述：

女性，52岁，双手遇冷后发白、青紫、潮红2年余，逐渐出现双手皮肤硬化，抗Scl-70抗体阳性，诊断为系统性硬化症。

提供者：丁　菱

单　位：中山市人民医院

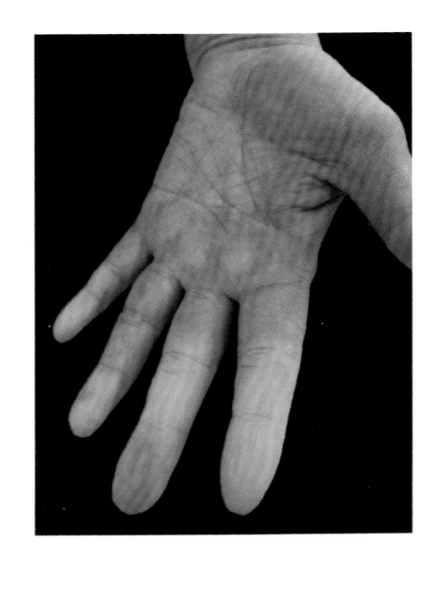

"椒盐"征

具体描述：

1.男性，63岁，皮肤紧硬2年，气急2个月。

2.患者以双手指皮肤紧硬起病，逐渐累及双前臂、上臂、双下肢、腹部、胸背部，诊断为系统性硬化症。

提供者：高晋芳

单　位：山西白求恩医院

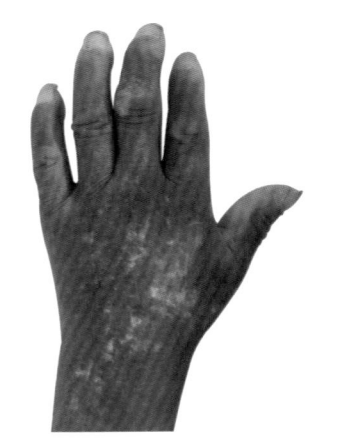

患者左手指、手背部皮肤紧硬，皮肤色素沉着与色素脱失相间，呈现"椒盐"征

指端坏死

具体描述：

　　女性，46岁，系统性硬化症病史6年，反复双手指肿胀、硬化，并出现溃疡、坏死（黑色箭头）。

提供者：**林　丛　朱小霞**

单　位：**复旦大学附属华山医院**

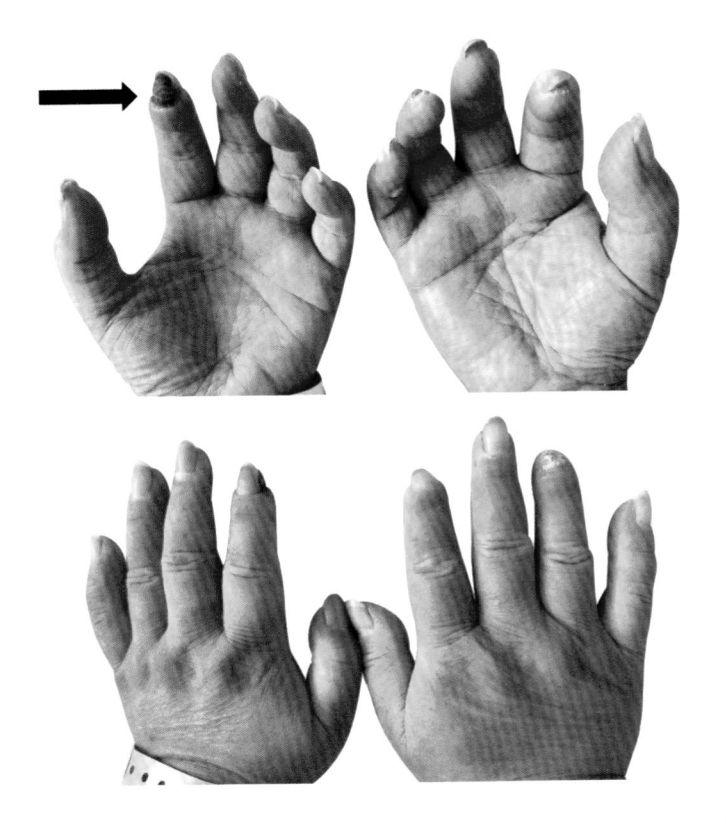

指端缺如

具体描述：

女性，58岁，"双手遇冷发白、发紫20年"，诊断为系统性硬化症。图示：双手硬肿，指端萎缩变短伴凹陷型瘢痕，部分远端指节缺如。

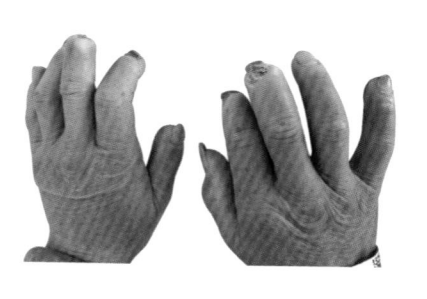

提供者：肖　会
单　位：安徽医科大学第一附属医院

指骨缩短

具体描述：

该患者拍双手正位X线片提示：双手部分远端指节末端骨质吸收、变短（蓝色箭头），"铅笔帽"征（红色箭头）等改变。

提供者：黄新翔
单　位：广西壮族自治区人民医院

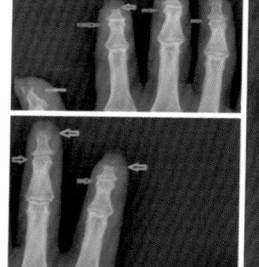
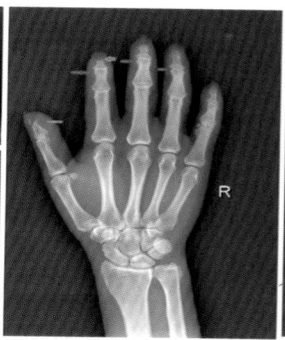
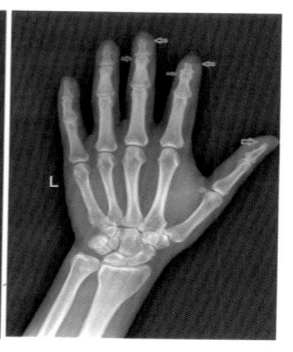

毛细血管扩张

具体描述：

　　女性，32岁，系统性硬皮病病史7年。图示面部毛细血管扩张。

提供者：**朱小霞**

单　位：**复旦大学附属华山医院**

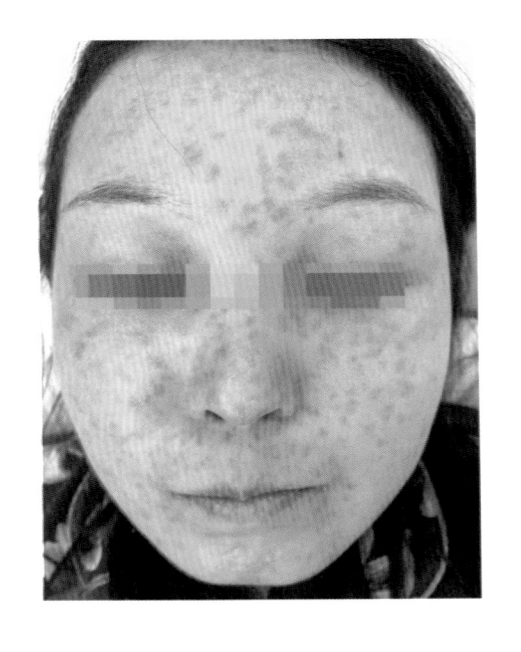

毛细血管镜检查

具体描述：

　　A：正常女性，43岁，甲襞毛细血管镜下表现：血管数量正常，耸立，排列整齐。

　　B：患者，女，64岁，系统性硬化症，雷诺症状及双手指端硬化，毛细血管镜下见甲襞下出血梗死灶。

　　C：患者，女，48岁，系统性硬化症，双手雷诺症状数年，加重半年，毛细血管镜下见巨大管袢形成。

　　D：患者，女，25岁，系统性硬化症，双手雷诺症状数年，毛细血管镜下见毛细血管"丛样"增生。

提供者：赵天仪　朱小霞

单　位：复旦大学附属华山医院

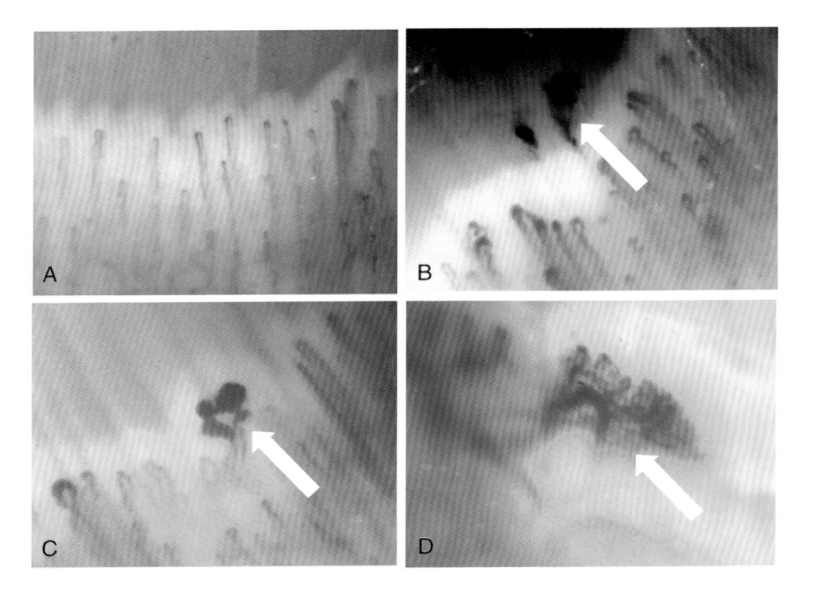

皮肤病理

具体描述：

女性，24岁，系统性硬化症病史2年，胸部皮肤活检病理：

A：表皮大致正常，真皮胶原增殖及均质化，附属器明显减少，细血管周围小灶性淋巴细胞浸润（黑色箭头）。

B：皮下脂肪间隔明显增宽，其内胶原增殖及均质化。

提供者：郦 斐 陈虎艳

单 位：复旦大学附属华山医院

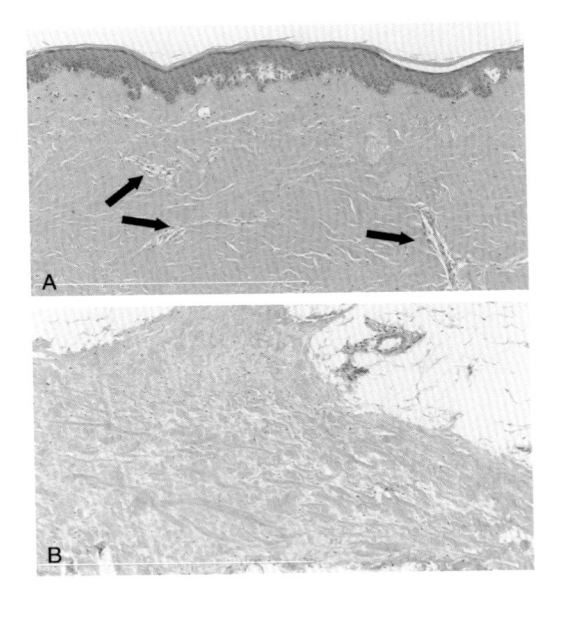

典型病例①

具体描述:

　　女性，55岁，诊断为系统性硬化症、肠气囊肿、自发性气腹。

提供者：**侯睿宏**

单　位：**山西白求恩医院**

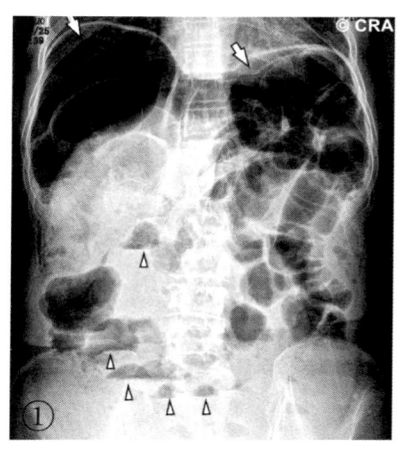

图1　立位腹部 X 线影像示膈下大量游离气体（⇧）、肠道内液气平（∧）

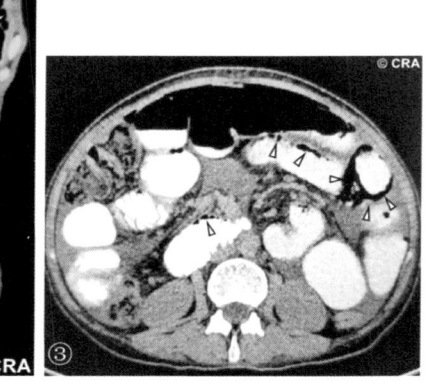

图2　腹部 CT 冠状位影像可见腹腔大量游离气体（⇧）、肠壁积气及分离（▲）

图3　腹部 CT 横断位影像可见肠壁内小囊状、线圈样气体密度影（∧）

典型病例②

具体描述：

　　男性，51岁，确诊系统性硬化症3年余。全身皮肤弥漫变硬（图1），未规范治疗，自行服用"中药"，症状进行性加重。查体：ANA核仁型1：1000，抗Scl-70（++）。因反酸、嗳气、胸骨后烧灼感行上消化道钡餐造影检查，口服适量产气粉及钡剂后观察：食管松弛，胸腹段食管扩张，蠕动减缓，钡剂下行缓慢，食管远端狭窄（图2至图4），胃底及胃体部黏膜皱襞粗大、紊乱，胃体部似可见丘状充盈缺损，局部胃腔扩张受限，胃壁尚柔软，胃体部蠕动减缓；胃窦部胃小区紊乱，可见点状钡斑（图5）。

提供者：黄新翔

单　位：广西壮族自治区人民医院

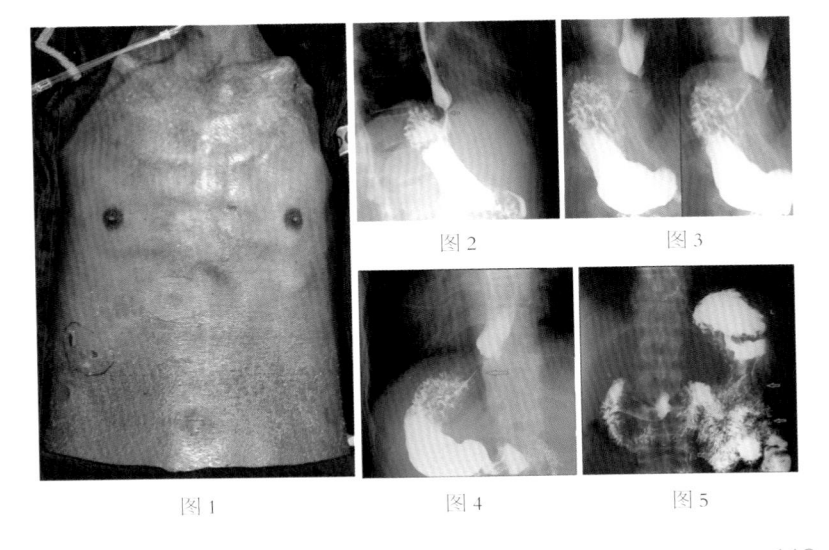

图1　　　　图2　　　　图3　　　　图4　　　　图5

第七章

炎性肌病

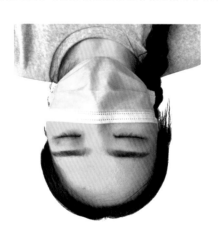

推荐者：耿研
单位：北京大学第一医院

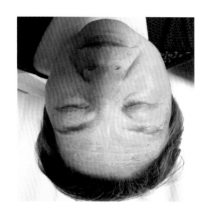

推荐者：朱小霞
单位：复旦大学附属华山医院

颈部"V区"征

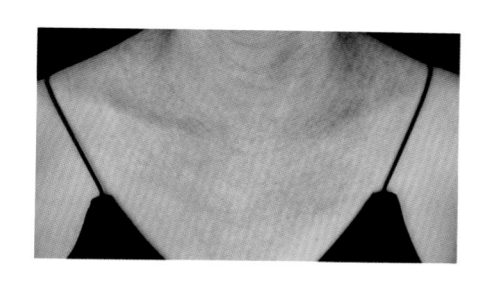

提供者：耿　研

单　位：北京大学第一医院

背部"披肩"征

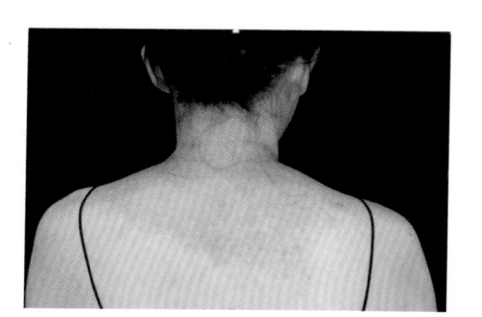

提供者：陈丹阳　耿　研

单　位：北京大学第一医院

Gottron 疹（手关节伸侧）

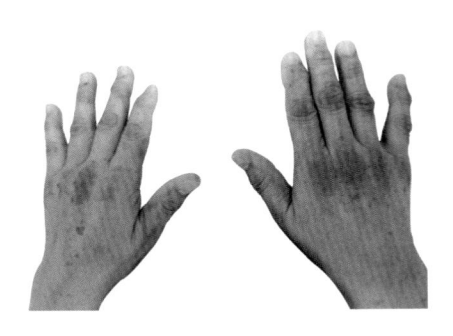

提供者： **林滇恬**

单　位： **福建省立医院**

Gottron 疹（肘关节伸侧）

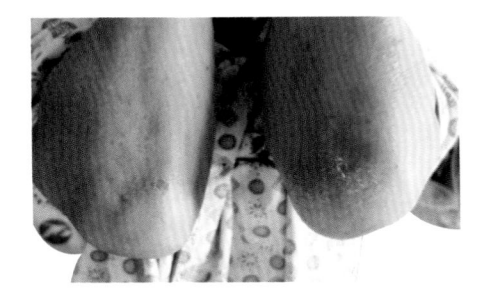

提供者： **曾志鹏**

单　位： **华中科技大学同济医学院附属同济医院**

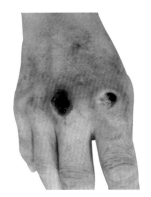 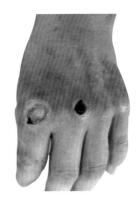

MCP 伸侧 Gottron 疹伴皮肤破溃

提供者：王卫 北京协和医院

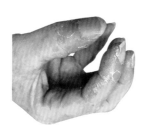 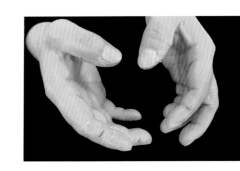

技工手

提供者：王卫 北京协和医院

风湿图谱

异位钙化

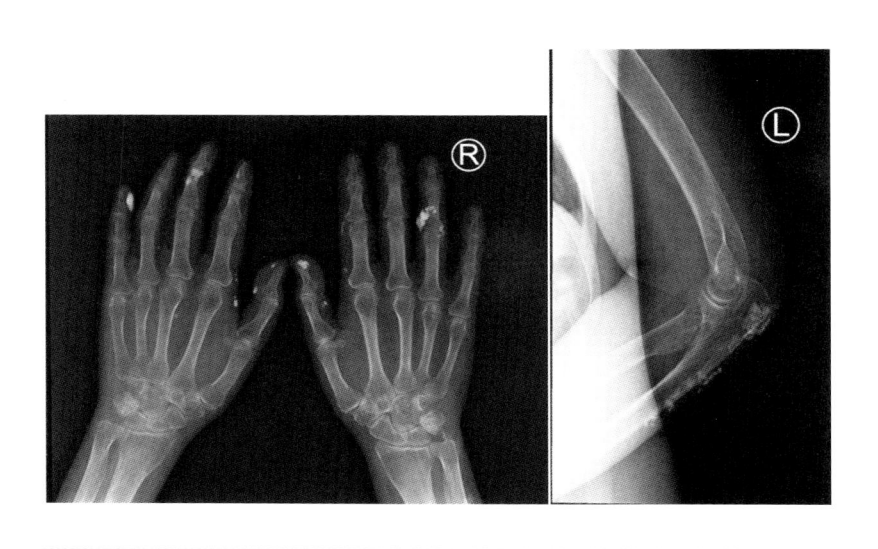

提供者：王　可

单　位：北京大学第一医院

双大腿 MRI 表现

具体描述：

肌肉MRI：双侧大腿肌群肌肉水肿。

提供者：王 可

单 位：北京大学第一医院

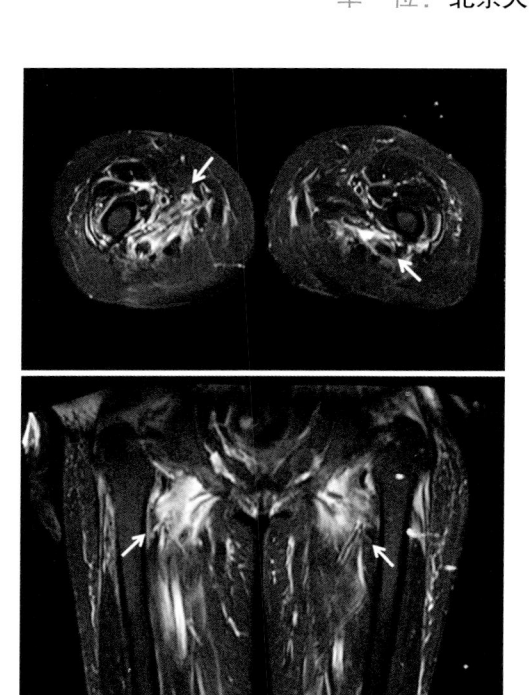

第七章 炎性肌病

肌肉病理①：多发性肌炎

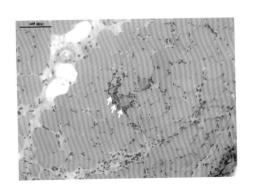

提供者：孟令超
单位：北京大学第一医院

肌肉病理②：皮肌炎

提供者：孟令超
单位：北京大学第一医院

吞咽肌受累

具体描述：

男性，39岁，皮疹3个月，肌痛2个月，吞咽困难1周。咽部MRI：咽喉部黏膜及肌肉水肿增厚（白色箭头所示），颈部肌肉多发水肿性异常信号（双箭头所示）。

提供者：张晓慧

单　位：北京大学第一医院

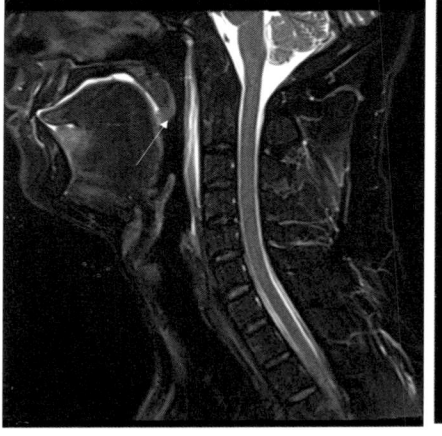
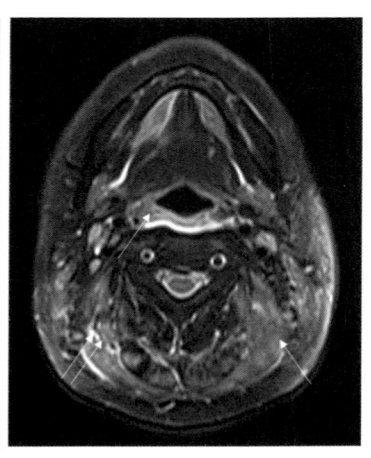

寻常型间质性肺炎（UIP）

病例摘要：

1. 女性，72岁，气促，咳嗽，胸闷半年。

2. 胸部CT：双肺小叶周围及小叶内间隔增厚，伴蜂窝状改变，以肺下叶为著，胸膜下为著，内可见支气管扩张牵拉征。

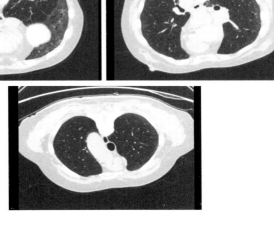

提供者：王　礼

审　校：北京大学第一医院

机化性肺炎

具体描述：

1. 女性，49岁，皮肌炎，肺间质病。

2. 双肺下叶外周见多发团片状实变灶，部分内见小空泡，呈"反晕"征。

3. 双肺下叶多发团片状实变灶，机化性肺炎。

提供者：**王　可**

单　位：北京大学第一医院

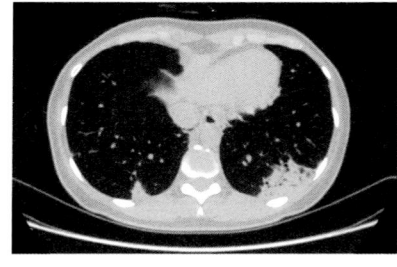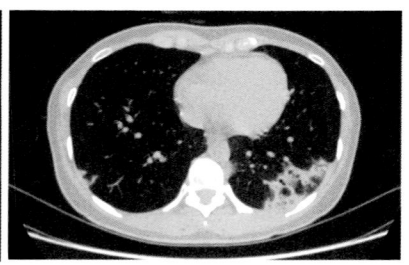

典型病例①

具体描述：

1. 女性，48岁，弥漫瘙痒性红斑5个月余，累及面部、耳周、背部，融合成片，瘙痒明显。无发热、肌痛、肌无力、吞咽困难、饮水呛咳。

2. 查体：ANA 1∶320（阳性）。肌炎抗体谱：抗SAE-1和抗SSA/Ro52阳性。肌酸激酶、血沉、C反应蛋白正常。皮肤组织活检病理诊断：送检皮肤组织表皮轻度角化过度，局部表皮萎缩变薄，真皮浅层胶原纤维组织变性，少许色素样颗粒沉积。血管周围间质水肿，伴淋巴细胞浸润。诊断为无肌病皮肌炎。

3. 治疗：口服泼尼松30mg qd、甲氨蝶呤片10mg qw。皮疹缓解，瘙痒明显减轻。

提供者：**贾二涛**
单　位：**深圳市中医院**

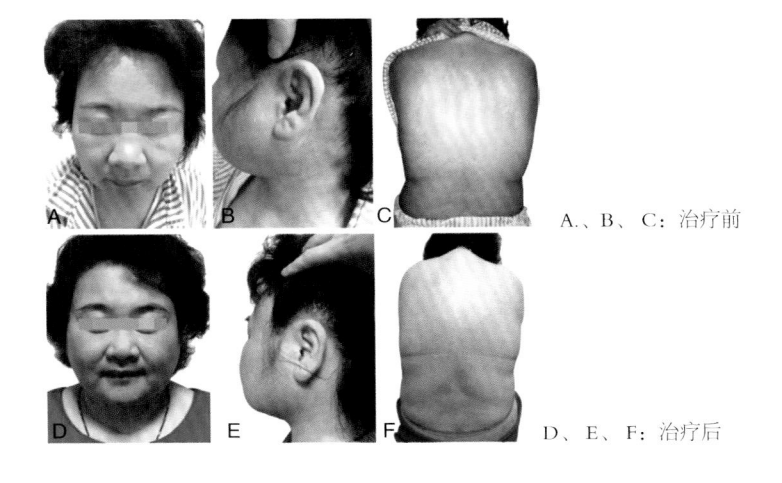

A.、B、C：治疗前

D、E、F：治疗后

典型病例②

具体描述:

1. 女性, 49岁, 皮疹1个月, 肌痛、气促1个月。

2. 患者1个月前出现双手关节伸侧、食指桡侧、拇指尺侧皮疹, 多关节疼痛。2周前出现四肢肌肉酸痛、气促, 5天前出现发热。

3. 查体: 食指桡侧、拇指尺侧皮肤粗糙增厚, 双手MCP、左PIP 2 伸侧红色斑疹, 双手PIP 1 ~ 2, 双腕、双肘、左肩、双膝、双踝压痛, 四肢近端肌肉轻压痛, 肌力Ⅴ级。

4. 动脉血气分析(ABG): pH 7.44, PCO_2 38mmHg, PO_2 62mmHg。LDH 560IU/L, CK 289IU/L, ANA 1:320, 抗Jo-1抗体(+), 抗Ro-52(+), 余抗ENA谱阴性。

5. 肺CT提示双肺间质病变伴牵拉性支气管扩张。

6. 入院后予以甲强龙48mg Qd+CTX 0.4g QoW ivggt, 上述症状好转。

提供者: 张晓慧

单　位: 北京大学第一医院

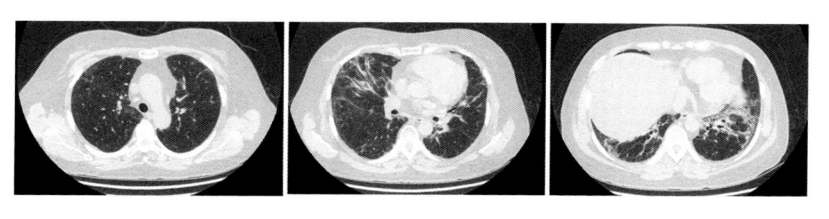

肺CT: 双肺小叶间隔及小叶内间隔增厚, 以双肺下叶为著, 沿胸膜下分布, 局部呈蜂窝状改变。双肺下叶支气管牵拉性扩张。双肺多发淡片状磨玻璃密度灶及实变灶。

第八章

抗磷脂综合征

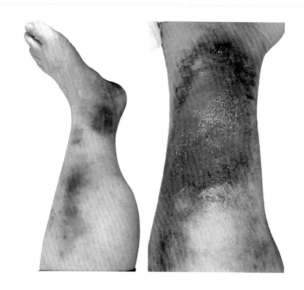

泛发性播散疹

提供者：赵久良　　　　单位：北京协和医院

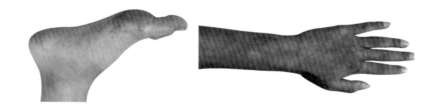

网状青斑

提供者：赵久良　　　　单位：北京协和医院

指端坏疽

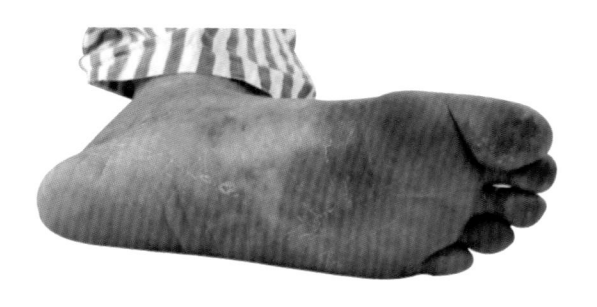

提供者：余旸弢
单　位：佛山市第一人民医院

皮肤坏死

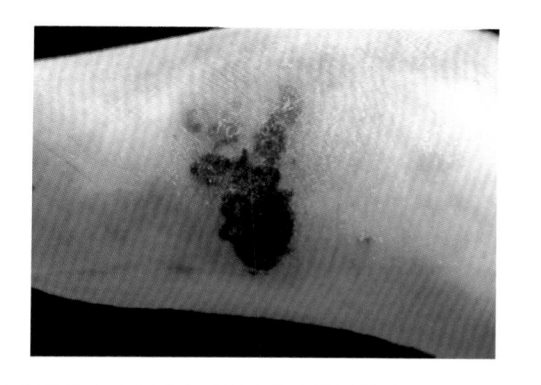

提供者：赵久良
单　位：北京协和医院

眼科掠影

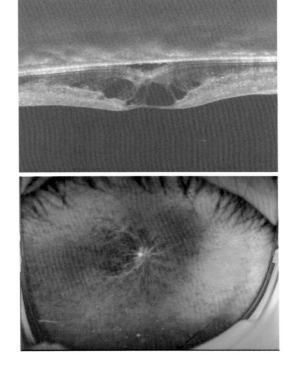

具体描述：

AP5-视图像中央视网膜阻塞（central retinal venous occlusion, CRVO）。

提供者：李军

更 佤：北京协和医院

眼部损害：视网膜中央动脉阻塞

具体描述:

视网膜中央动脉阻塞（central retinal arterial occlusion CRAO）是眼科导致突然失明的急症之一,由于动脉痉挛、栓子栓塞、动脉内膜炎或动脉粥样硬化等原因引起，临床表现为视力突然急剧下降至手动或光感,可有一过性黑蒙等先兆，需筛查抗磷脂抗体。

提供者：李　蕙

单　位：北京协和医院

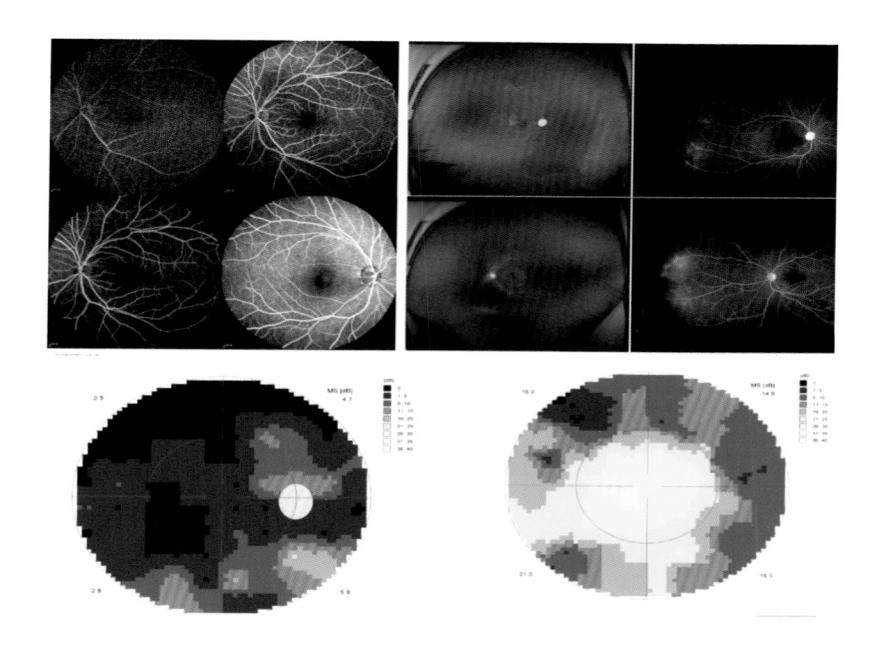

大血管病变

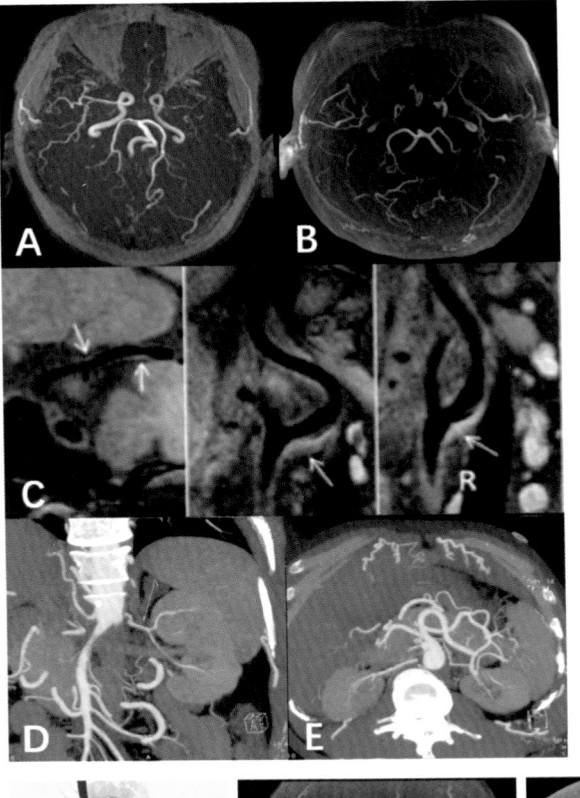

图 A： MRA 显示大脑中动脉（MCA）和大脑前动脉（ACA）狭窄（患者1）；图 B： MR 显示双侧 MCA 和 ACA 狭窄（患者2）；图 C：MCA 狭窄，MCA 和颈动脉血管壁增厚（患者3）；图 D、图 E：腹主动脉和肾动脉狭窄

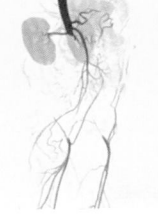
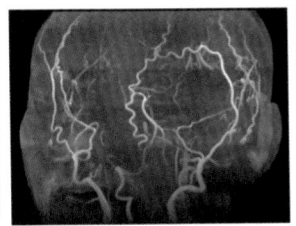
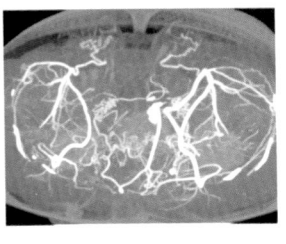

提供者：**赵久良**

单　位：**北京协和医院**

慢性血栓栓塞性肺高压

具体描述：

慢性血栓栓塞性肺高压（chronic thromboembolic pulmonary hypertension，CTEPH）指未溶解的血栓栓塞性病变引起肺动脉阻塞，从而导致的肺高压，为急性肺栓塞的远期并发症。预后差，持续增加的肺血管阻力最终会进展至右心衰竭而导致死亡。抗磷脂抗体（APLs）是急性肺栓塞后发生CTEPH的重要危险因素之一；对于所有CTEPH患者，启动抗凝治疗后的下一步是评估患者是否可进行肺血栓动脉内膜切除术。

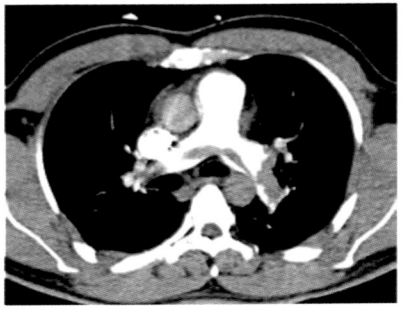

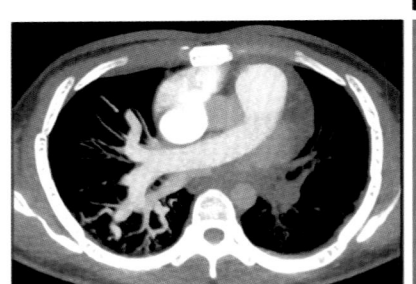

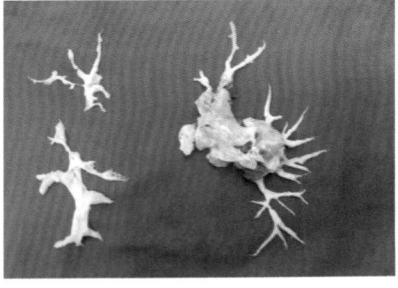

提供者：**赵久良**

单　位：**北京协和医院**

注：本文已发表。Curative resolution of chronic thromboembolic pulmonary hypertension with pulmonary thromboendarterectomy in primary antiphospholipid syndrome: A case report[J]. Medicine (Baltimore), 2018; 97(40): e12710. DOI: 10.1097/MD.0000000000012710

门静脉血栓

具体描述：

1. 门脉血栓（portal vein thrombosis，PVT）临床表现隐匿，部分患者表现为非特异性腹痛；急性PVT患者会突发血栓引起的门静脉阻塞，可为完全性或部分性；慢性PVT表现为门脉侧支循环（如门脉海绵样变）或门静脉高压。

2.需注意筛查抗磷脂抗体等获得性易栓因素，APS相关PVT的早期识别、充分抗凝是改善预后的重要预防措施。

提供者：**赵久良**

单　位：**北京协和医院**

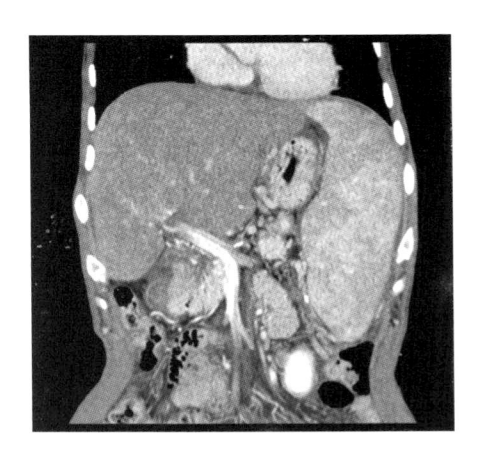

注：本文已发表。Early Initiation of Anticoagulation Improves the Long-Term Prognosis in Patients With Antiphospholipid Syndrome Associated Portal Vein Thrombosis[J]. Front Med (Lausanne), 2021; 8: 630660. DOI: 10.3389/fmed.2021.630660

下腔静脉血栓

具体描述：

常见Budd–Chiari综合征。

提供者：**赵久良**

单　　位：**北京协和医院**

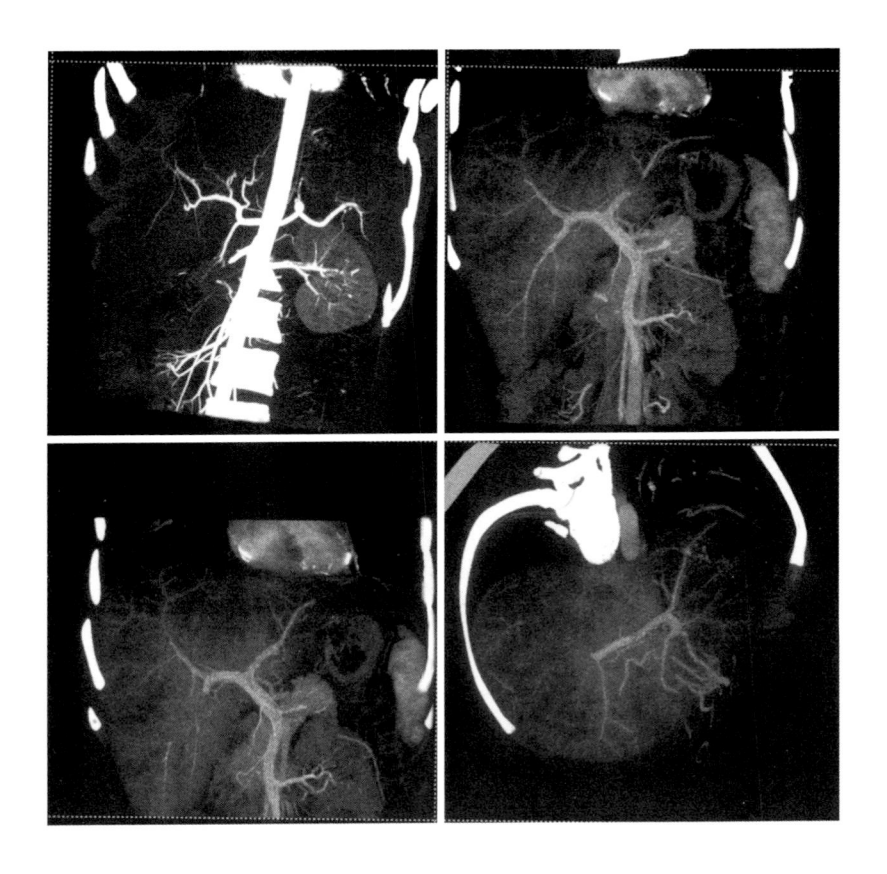

APS 相关肾病

具体描述：

　　1.APS肾脏受累的主要病理特点是肾脏血管的广泛非炎性闭塞，从肾小球毛细血管到肾动静脉主干都可能受累。

　　2.受累动脉和小动脉常有血栓形成性损伤，这会引起血管反应性内膜黏液样增厚、内皮下纤维化和中膜增生。

　　3.受累肾小球毛细血管内可见血栓，伴随系膜溶解、系膜沿肾小球毛细血管壁插入及内皮下出现低电子密度区。

提供者：**赵久良**

单　位：北京协和医院

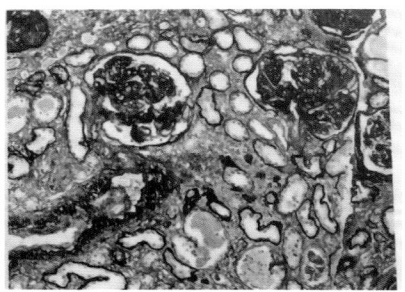

HE ×200　　　　　　　PASM ×100

肾上腺梗死伴出血

具体描述：

1.男性，26岁，主因"下肢肿痛、晕厥、皮肤变黑"就诊。BP 70/40mmHg，神情淡漠，皮肤湿冷。实验室检查提示：PLT 64×10^9/L，Na^+ 121mmol/L，K^+ 3.8mmol/L，清晨血总皮质醇<5528pmol/L，ACTH>1250ng/L，甲状腺功能及PTH正常，三磷脂抗体均阳性。腹盆增强CT示：左侧肾上腺内侧支及结合部增粗，右侧肾上腺结合部增粗。

2.诊断：原发性抗磷脂综合征；肾上腺梗死伴出血；肾上腺皮质功能不全。

提供者：**赵久良**

单　位：**北京协和医院**

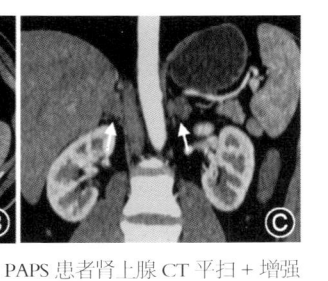
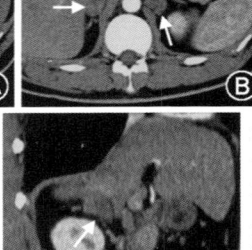
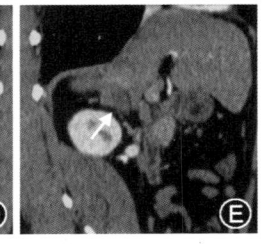
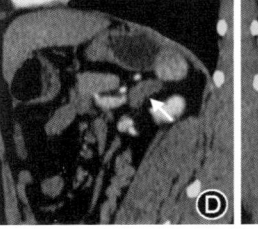

PAPS 患者肾上腺 CT 平扫 + 增强 + 冠矢状重建检查情况。A：平扫示双侧肾上腺肿块影，箭头为肾上腺；B：增强示双侧肾上腺轻度强化，箭头为肾上腺；C：冠状位重建，箭头为肾上腺；D：矢状位重建，箭头为左侧肾上腺；E：矢状位重建，箭头为右侧肾上腺

注：本文已发表。第 387 例 下肢肿痛 - 晕厥 - 皮肤变黑 [J]. 中华医学杂志，2016；96(47): 3840－3843

Sneddon 综合征

具体诊断:

1.临床表现为多发性系统性缺血血栓事件伴体件网状青斑，中最为 89%)、脊髓（68%～74%）、次手，臂（53%～59%）及眼眶（4%～ 15%～16%）。40%～50%患者 APLs 阳性。

2.图状青斑很可能发生于肢体；有这些征象表现的周围，大部分 脉络痣，血流瘀滞。

摄供赛：赵加森
东　华：北京协和医院

第八章　抗磷脂综合征

舞蹈症

具体描述：

1.女性，24岁，主因肢体不自主运动3个月就诊。临床表现为肢体不自主运动，挤眉弄眼，撇嘴，吐舌，右手持物不能，舞蹈样动作不规则、不重复、变幻不定，突发突止。

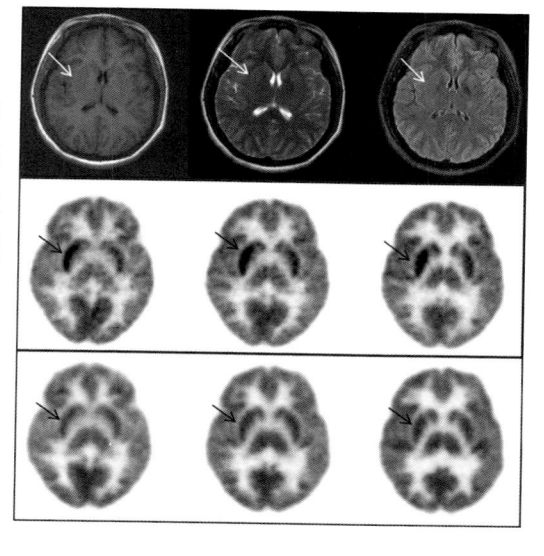

2.辅助检查：血细胞三系正常，肝肾功能正常，尿常规：BLD、PRO均阴性，外周血涂片正常（未见棘红细胞），铜蓝蛋白阴性，三磷脂抗体阳性。腰穿压力145mmH$_2$O，CSF常规、生化均正常。上排图提示头部MRI无明显异常发现；中排图为急性期（左侧舞蹈症）FDG PET，右侧基底节明显代谢增高；第三排图为治疗后 FDG PET，基底节代谢已恢复正常。

提供者：**尤含笑**

单　位：**北京协和医院**

注：本文已发表。尤含笑，赵久良，张文等. 第456例 舞蹈样动作－认知功能减退－巴氏征阳性 [J]. 中华医学杂志, 2019; 99(1): 67－69

瓣膜病变

具体描述：

1.瓣膜病变是APS最常见的心脏损害表现，有研究报告发生率高达30%，合并APLs阳性SLE患者的瓣膜病变发生率增高3倍。

2.APLs相关瓣膜损害临床表现包括瓣膜整体增厚（>3mm），瓣叶近、中部局限性增厚，瓣缘不规则的结节或者赘生物（Libman‑Sacks心内膜炎）以及瓣膜中、重度功能异常（反流、狭窄）。二尖瓣最为常见，其次为主动脉瓣。

3.但需除外风湿热和感染性心内膜炎病史。

提供者：**赵久良**

单　位：**北京协和医院**

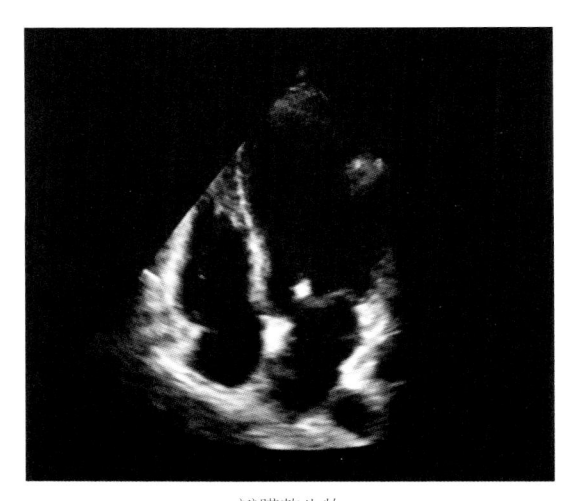

瓣膜赘生物

APS 典型病例①

具体描述：

1. 男性，32岁，主因"反复肢体活动障碍5年，进行性昏迷1周"就诊。实验室检查提示：血小板减低，88×10^9/L，LA 1.86，ACL-IgG 51 GPL/ml，抗B2GPI-IgG抗体 33GPL/ml。

2. 头部MRI提示：右侧颞顶枕叶、左侧额叶大片软化灶，桥脑背侧、中脑、基底节、丘脑、右侧脑室旁异常信号。

提供者：尤含笑

单　位：北京协和医院

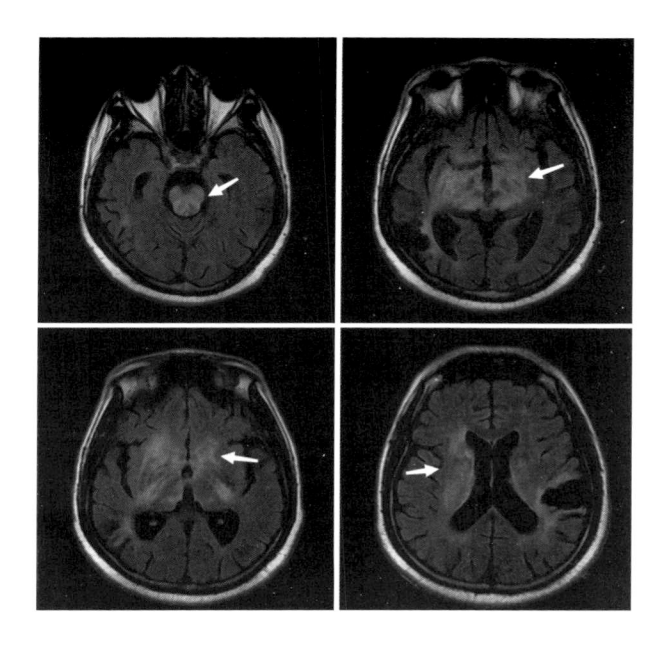

注：本文已发表在 RIR 2022 年 2 期杂志，DOI：10.2478/rir-2022-0010

APS 典型病例②

具体描述：

1. 男性，17岁，临床表现为皮肤网状青斑、记忆力减退、头晕、走路不稳、高血压、尿蛋白阳性。实验室检查提示ACL、抗B2GPI抗体高滴度阳性。

2. 诊断：抗磷脂综合征。

提供者：**王楚涵**

单　位：**北京协和医院**

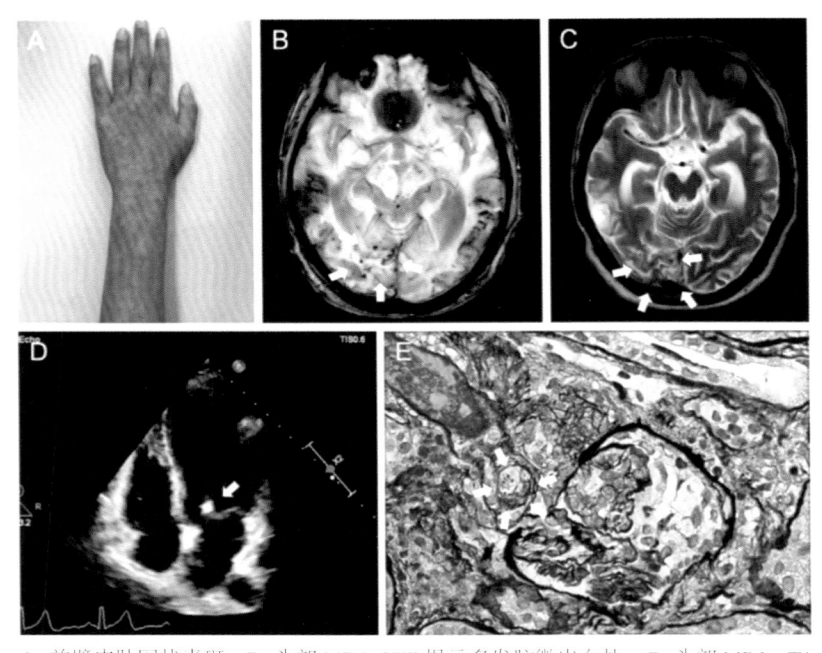

A. 前臂皮肤网状青斑；B. 头部 MRI-SWI 提示多发脑微出血灶；C. 头部 MRI：T1 提示右枕叶脑萎缩；D. 超声心动图提示二尖瓣前叶瓣尖增厚，形成中强回声赘生物；E. 肾穿病理提示入球小动脉内皮肿胀，管腔闭塞

APS 典型病例③

具体描述：

1. 男性，27岁，主因"发热、胸痛、呼吸困难1周"就诊。查体：BP 75/50mmHg，HR 120次/分，右上腹轻压痛。实验室检查提示：PLT 66×10^9/L，ALT 1417U/L，TBil 20.7mmol/L，DBil 8.5mmol/L，K$^+$ 6.1mmol/L，Na$^+$ 112mmol/L，ACTH 133pg/ml（0-46），血皮质醇（8AM）1.92μg/dl，ANA阴性，ACL-IgG 125 GPL/ml，抗B2GPI抗体-IgG 98 GPL/ml, LA 1.5。

2. 诊断：抗磷脂综合征；多发肺栓塞；肝脏梗死；肾上腺梗死后出血。

提供者：**赵久良**

单　位：**北京协和医院**

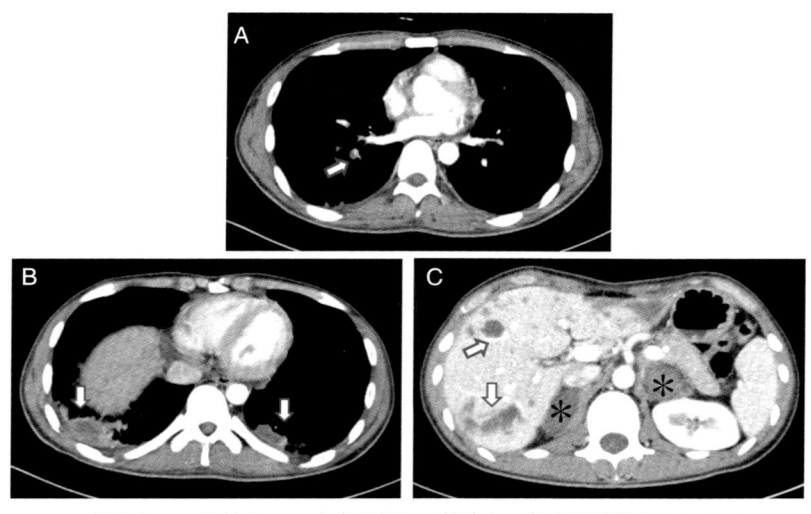

A.肺栓塞；B.肺栓塞；C.多发肝梗死（箭头）；肾上腺梗死伴出血（＊）

第九章

系统性血管炎

多发性大动脉炎（1）

具体描述：

女性，26岁，发现右颈根部搏动性肿物5天。头颈部CTA显示：双侧颈总动脉显影良好广泛（红色箭头），右颈停干下动脉重度狭窄（黄色箭头），右侧颈总动脉近端显著扩大，右侧颈总动脉近端显著囊样扩张，管腔狭窄（白色箭头）。

供件者：贾进荣

临床提示：山西省人民医院

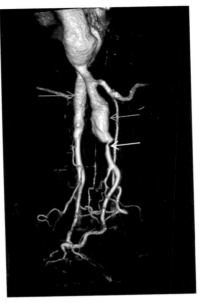

三维重建图

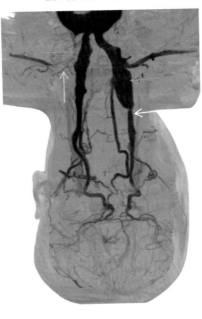

MIP（最大密度投影）图

多发性大动脉炎②

具体描述：

1. 女性，28岁，间断发热、胸背痛2年余。诊断：大动脉炎（Takayasu arteritis，TA）（广泛型）。

2. 头颈部CTA显示：升主动脉（橙箭头）、胸主动脉（红箭头）、头臂干（绿箭头）、左颈总动脉（黄箭头）、左锁骨下动脉管壁（白箭头）增厚，左侧颈总动脉起始段管腔显著狭窄（黄箭头）。

提供者：高晋芳

单　位：山西白求恩医院

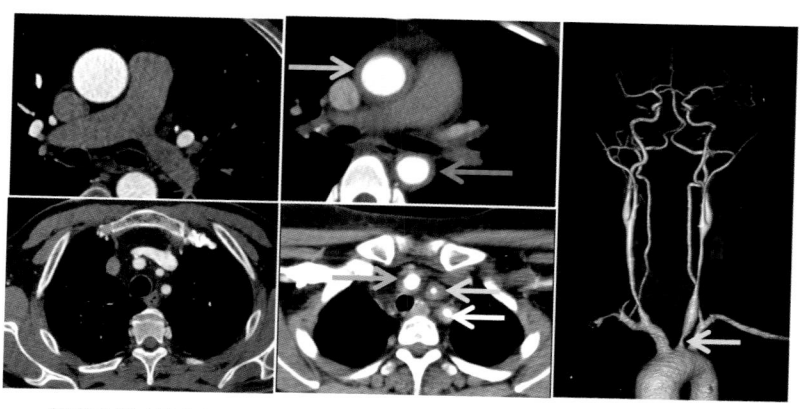

健康对照（轴位）　　　TA 患者（轴位）　　　TA 患者头颈部 CTA 三维重建图

多发性大动脉炎③

具体描述：

1. 女性，38岁，血压升高2年，血压最高至180/97mmHg。全身PET-CT：全身多处血管（双侧颈动脉、锁骨下动脉、腋动脉、胸腹主动脉、腹主动脉分支起始段及双侧髂动脉）炎症累及，结合炎症指标升高，诊断为多发性大动脉炎。

2. 全主动脉CTA（如图所示）提示右侧肾动脉85%重度狭窄，左侧肾动脉35%轻度狭窄。

提供者：**高　洁**

单　位：**上海长海医院**

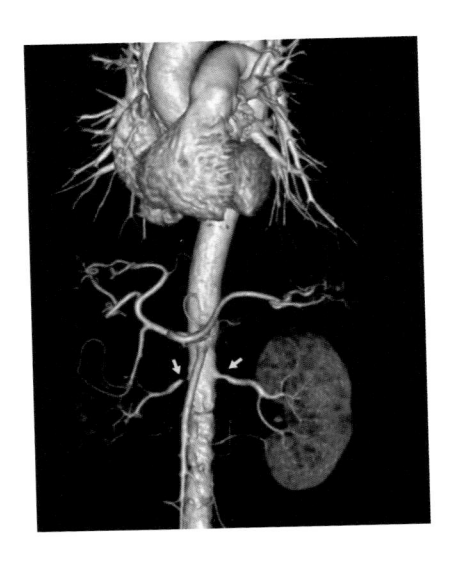

巨细胞动脉炎①

具体描述：

男性，64岁，因"发热伴头痛、听力下降"就诊。ESR 95mm/h，CRP 123mg/L，ANA、ANCA阴性，诊断为巨细胞动脉炎。

图1：颞动脉迂曲，怒张，触之波动增强。

图2：血管超声提示双侧颞动脉管壁增厚。

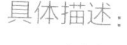

图1

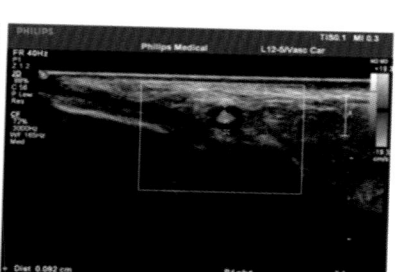

图2

超声所见：右侧颞动脉内径 0.15cm，PSV：58cm/s；左侧颞动脉内径 0.14cm，PSV：89cm/s。双侧颞动脉管壁增厚，厚 0.09 ~ 0.12cm，管腔内血流通畅，频谱形态未见明显异常。

超声提示：双侧颞动脉管壁增厚，考虑炎症所致。

提供者：**赵久良**

单　位：**北京协和医院**

巨细胞动脉炎②

具体描述：

1. 女性，53岁，左颞部疼痛3个月，低热2周。超声检查提示颞动脉巨细胞动脉炎。

2. 左颞浅动脉管壁不均匀性增厚，回声减低（箭头），内膜毛糙。

提供者：**林志国**

单　　位：**哈尔滨医科大学附属第一医院**

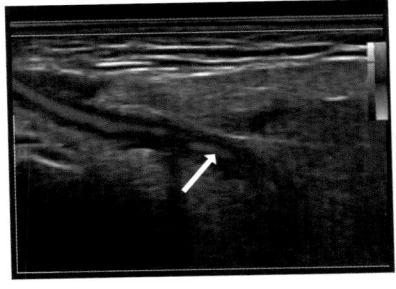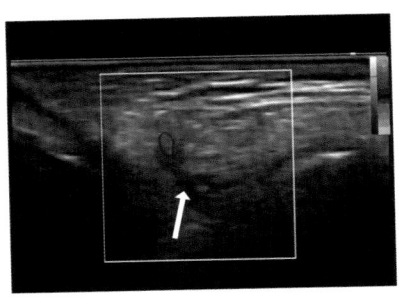

图1　颞浅动脉纵切面　　　　图2　颞浅动脉横切面

巨细胞动脉炎③

具体描述：

　　女性，62岁，以全身发热2个月余起病，炎症指标升高，PET-CT示主动脉全程及其大分支血管弥漫增厚伴代谢增高，诊断为巨细胞动脉炎。图示主动脉全程及髂总动脉、颈总动脉增厚并代谢增高。

提供者：王　培

单　位：河南省人民医院

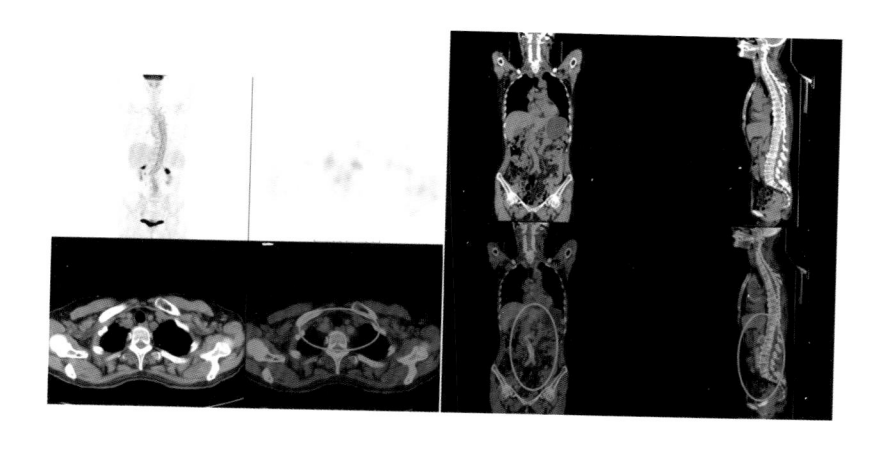

孤立性肺动脉血管炎

具体描述：

　　男性，17岁，"反复咳嗽2个月伴咯血"，诊断"孤立性肺动脉血管炎（isolated pulmonary artery vasculitis）"。自身抗体均阴性。激素联合托珠单抗治疗后控制病情。

提供者：**孔秀芳　姜林娣**

单　位：**复旦大学附属中山医院**

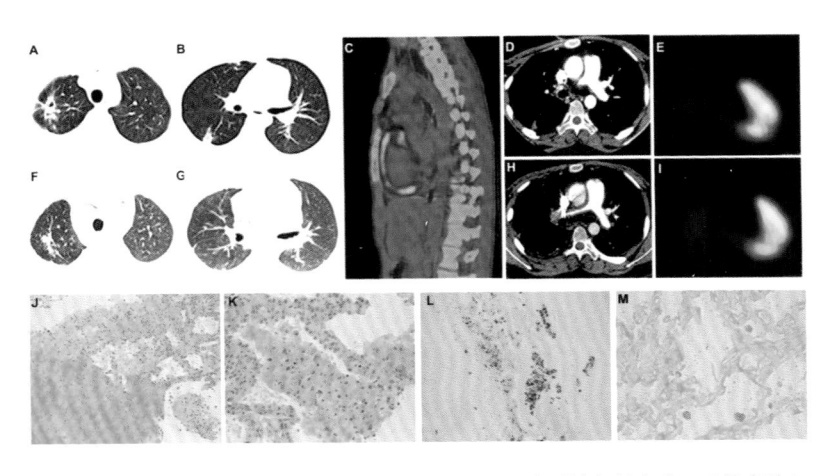

A-E: 治疗前（2018.12）；F-I: 治疗后（2019.9）；J-M: 右下肺穿刺病理。C（治疗前）：PET/CT 肺动脉主干根部和右心室壁糖代谢增高。D（治疗前）：右肺动脉主干未见明确显示。H（治疗后）：右肺动脉干纤细，显影欠佳。E（治疗前）：右肺全肺及左肺上叶尖后段见显像剂分布稀疏或缺损区。I（治疗后）：与前片比较，右肺中叶、下叶部分肺段见显像剂浓聚。J&K：HE 染色示肺出血、坏死改变。L&M：铁染色示铁沉积。

孤立性血管炎

具体描述:

　　女性,49岁,因"活动后气短1年"就诊。超声心动图提示右心增大,重度肺动脉高压,PASP 80mmHg,CTPA显示右肺动脉及其分支管腔多发闭塞;右侧支气管动脉略扩张。肺动脉造影提示:右肺动脉起始部鸟嘴样狭窄;PET-CT:肺动脉干代谢不均匀略增高,右肺动脉明显狭窄伴代谢略增高,左肺动脉代谢略增高。

提供者:**赵久良**

单　位:北京协和医院

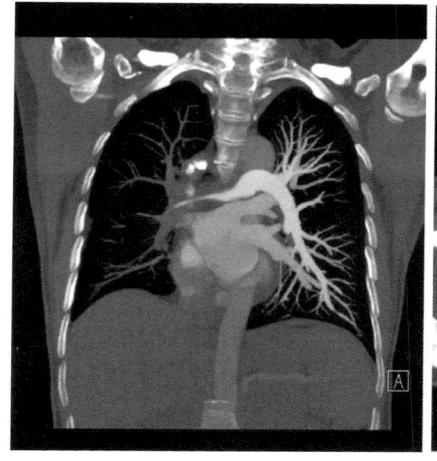 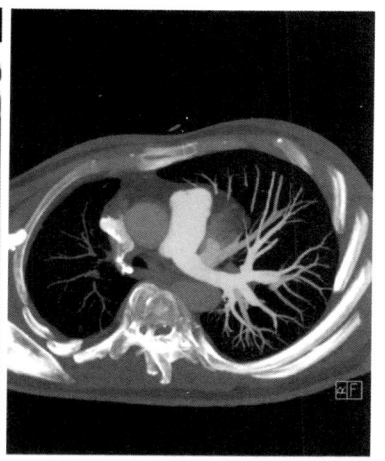

结节性多动脉炎

具体描述：

男性，23岁，因"左下肢坏疽4年，右下肢疼痛1个月"就诊。曾因外院CTA提示左下肢股动脉、胫后动脉、腓动脉闭塞就诊外院，介入治疗及搭桥术效果不佳，行截肢术。近期再次出现右下肢疼痛，CTA提示右侧股动脉及股浅动脉新发动脉瘤。诊断为结节性多动脉炎。

提供者：**赵久良**

单　位：**北京协和医院**

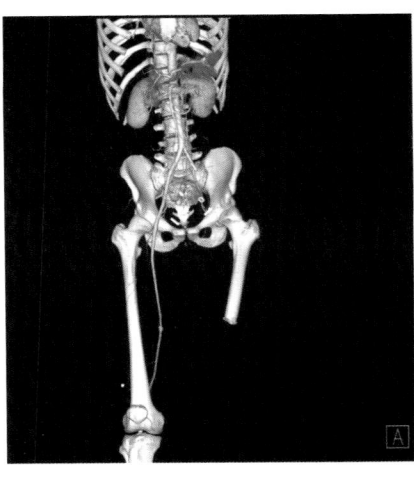 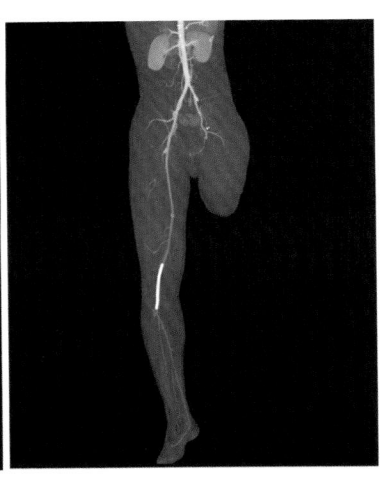

ANCA 相关坏死性肾小球肾炎

具体描述：

1. 肾脏累及：坏死性肾小球肾炎。

2. 左图：肾小球节段毛细血管袢纤维素性坏死，伴新月体形成。

3. 右图：小动脉壁纤维素性坏死伴大量炎性细胞浸润。

提供者：**陈文芳　张　辉**

单　位：**中山大学附属第一医院**

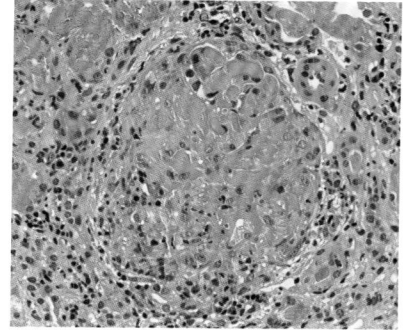

HE 400×

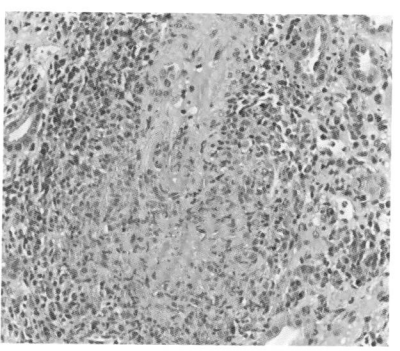

HE 400×

肉芽肿性多血管炎① – 鞍鼻

具体描述：

1. 女性， 54岁，因"反复眼痛、上颌窦压痛、双肺上野多灶性结节影"就诊。血清胞质型ANCA（C-ANCA）阳性，PR3阳性（滴度大于200U/ml），CT引导下肺活检病理结果为肉芽肿性炎症伴血管炎。

2. 面部特征：鞍鼻。

提供者：**王 嫱**
单 位：**江苏省人民医院**

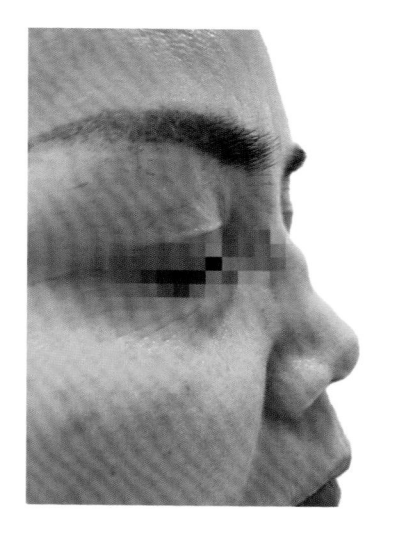

肉芽肿性多血管炎②

具体描述：

1. 男性，32岁，鼻塞、双眼反复红肿9年余，左眼为甚，加重2天，诊断"肉芽肿性多血管炎"；左眼表现：眼球红肿，突出，视力减退，仅有光感；cANCA（＋），PR3>200RU/ml。

2. MRI：双侧眼眶内充满异常软组织影（↑），左侧眼球突出为著，全组鼻窦黏膜增厚伴软组织影填充（▲）。

提供者：**陈慧勇　姜林娣**

单　位：**复旦大学附属中山医院**

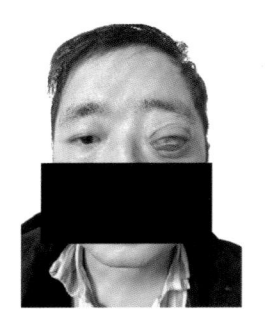 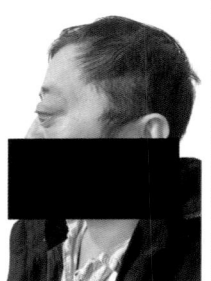 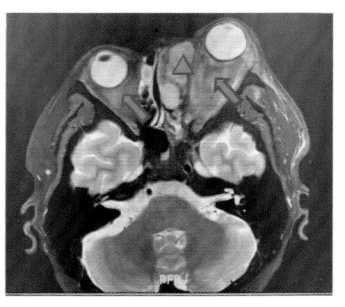

肉芽肿性多血管炎③

具体描述：

　　男性，34岁，诊断肉芽肿性多血管炎。胸部CT提示左肺下叶背段空洞影（直径25mm×33mm）、左肺上叶空洞影(直径约16mm×18mm）。

提供者：张　娜

单　位：天津医科大学总医院

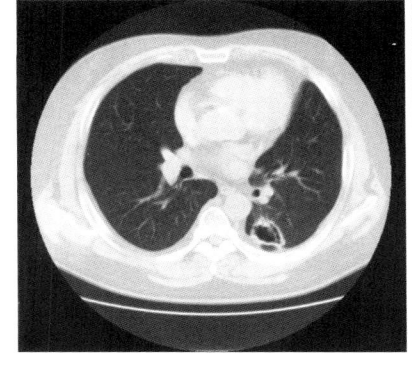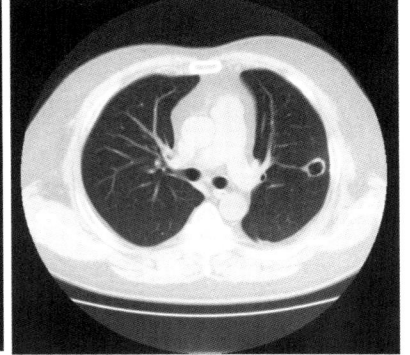

肉芽肿性多血管炎④

具体描述：

1. 男性，54岁，反复葡萄膜炎、鼻塞、流涕、痰中带血，C-ANCA阳性，PR3-ANCA升高，诊断为肉芽肿性多血管炎。

2. 肺部表现：

（1）治疗前（图A,B）：两肺肺门区、内带、右肺上叶前段胸膜下区、下叶后基底段、左肺上叶下舌段异常密度；右肺中叶，左肺下叶内侧底段小结节。右肺上叶尖段局限性肺大疱。

（2）治疗后（图C,D）：双肺散在实变磨玻璃影，沿支气管血管束分布，较前片范围缩小好转。

提供者：**潘　歆**

单　位：**石河子大学医学院第一附属医院**

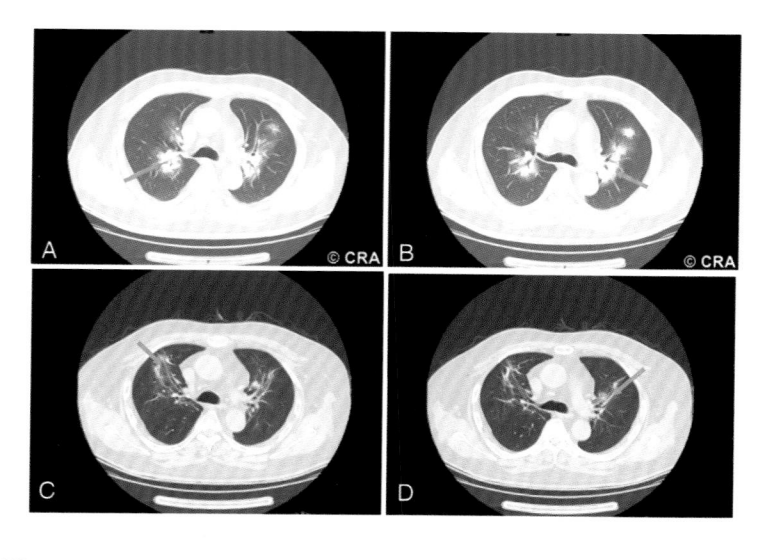

肉芽肿性多血管炎⑤

具体描述：

男性，44岁，肉芽肿性多血管炎1年余，表现为发热、咳嗽、气短。胸部CT示多发渗出、结节、空洞（图1，图2）；支气管镜示双侧支气管黏膜充血、粗糙不平、呈鱼鳞样改变（图4蓝色箭头所示），右肺中叶管腔狭窄（图4黑色箭头所示），左肺上叶管腔狭窄，管腔内可见白色肿物（图6蓝色箭头所示），随呼吸来回移动；支气管镜下取活检，病理（图3）示黏膜慢性炎伴表面坏死、肉芽组织形成及鳞状上皮化生；支气管灌洗液涂片可见增生柱状细胞、尘细胞、中性粒细胞、淋巴细胞。

提供者：**樊　萍**

单　位：**西安交通大学第一附属医院**

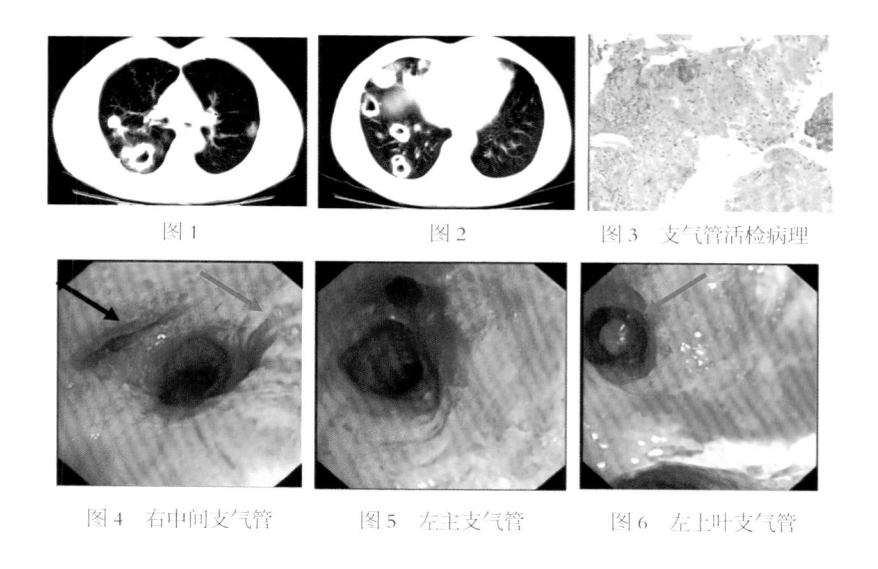

图1　　　　　　　图2　　　　　图3　支气管活检病理

图4　右中间支气管　　　图5　左主支气管　　　图6　左上叶支气管

肉芽肿性多血管炎⑥ - 肥厚性硬脑膜炎

具体描述：

1.男性，56岁，因"发热伴喷射性恶心、呕吐"就诊。ESR、hsCRP升高明显，MOP-ANCA 52RU/ml，腰穿脑脊液压力280mmH₂O,细胞总数20×10⁶/L，白细胞2×10⁹/L，Pro 0.67g/L，Glu、Cl正常。

2.头部增强MRI提示大脑镰、双侧小脑幕、后颅窝硬膜增厚伴强化、双侧筛窦黏膜增厚，诊断为肉芽肿性多血管炎、肥厚性硬脑膜炎。

提供者：赵久良

单　位：北京协和医院

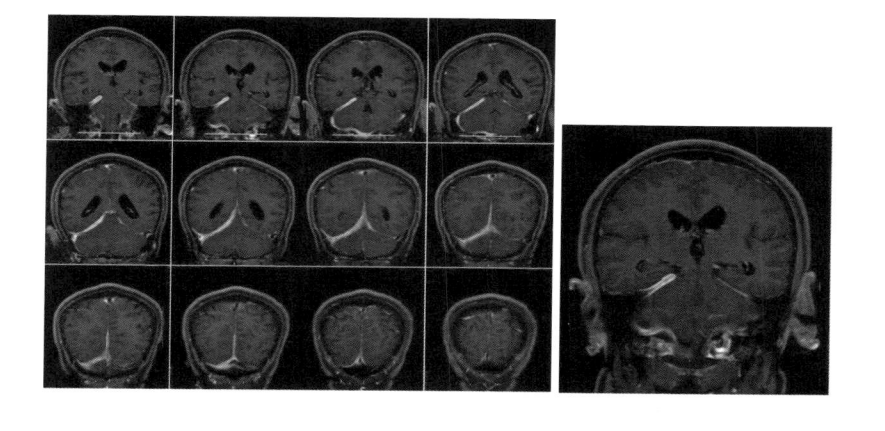

肉芽肿性多血管炎⑦ - 肥厚性硬脊膜炎

具体描述：

1.女性，26岁，因"发热、乏力、颈肩部疼痛活动受限4个月"就诊。ESR 119mm/h，CRP 190mg/L，MPO-ANCA 92RU/ml。脊髓增强MRI提示肥厚性硬脊膜炎，诊断为系统性血管炎。

2.肥厚性硬膜炎是一种以脑和/或脊髓硬膜局限性或弥漫性纤维性增厚为特征的中枢神经系统病变，常见继发病因包括感染、肿瘤、外伤，以及ANCA相关血管炎，特别是肉芽肿性多血管炎、IgG4相关疾病。

提供者：**赵久良**

单　位：**北京协和医院**

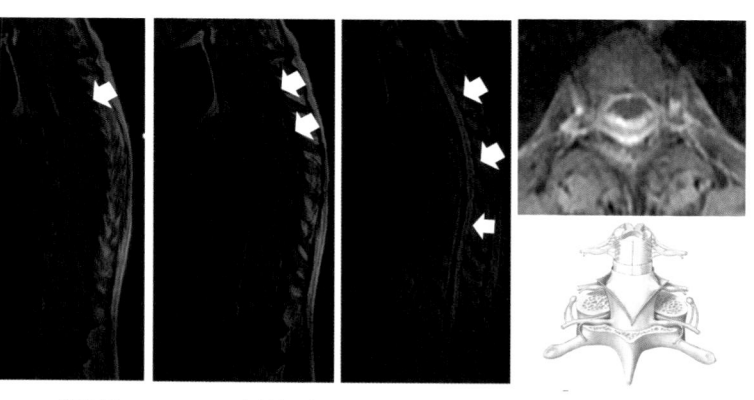

T1WI：等信号　　T2WI：略低信号　　增强：明显强化

注：本文已发表。Li X, Zhao J, Wang Q, et al., ANCA-Associated Systemic Vasculitis Presenting With Hypertrophic Spinal Pachymeningitis: A Report of 2 Cases and Review of Literature[J]. Medicine (Baltimore), 2015; 94(46): e2053. DOI: 10.1097/MD.0000000000002053

系统性血管炎合并肾周自发血肿

具体描述：

1.女性，56岁，因反复发热伴右侧腰痛就诊。尿常规潜血和尿蛋白阳性，Cr进行性升高，ESR 119mm/h，CRP 126ng/ml，MPO-ANCA高滴度阳性，腹盆CT提示右侧肾周血肿，血管造影提示双肾动脉及分支多发小动脉瘤。

2. 肾周自发血肿，指急性、非外伤性肾周包膜下和/或肾周间隙出血，为一种罕见但危及生命的临床综合征，主要表现为Lenk三联征——急性腰腹痛、低血压、腰腹部包块。常见病因为肿瘤、血管病变及感染等，血管病变中结节性多动脉炎最为常见。

提供者：**赵久良**

单　位：**北京协和医院**

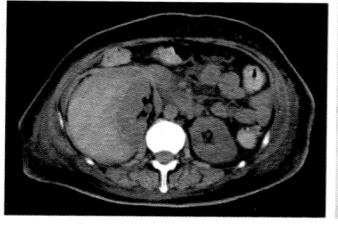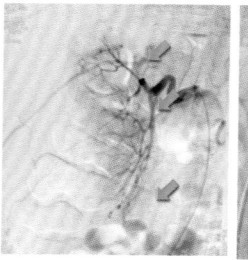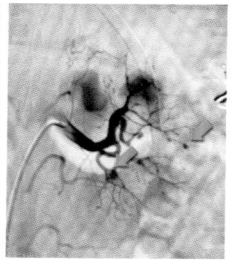

白塞病① － 毛囊炎

具体描述：

男性，52岁，反复口腔溃疡7年，偶发外阴溃疡。出现面颊部皮疹1个月，毛囊炎（图）。

提供者：**杨　微**

单　位：**赤峰市宁城县中心医院**

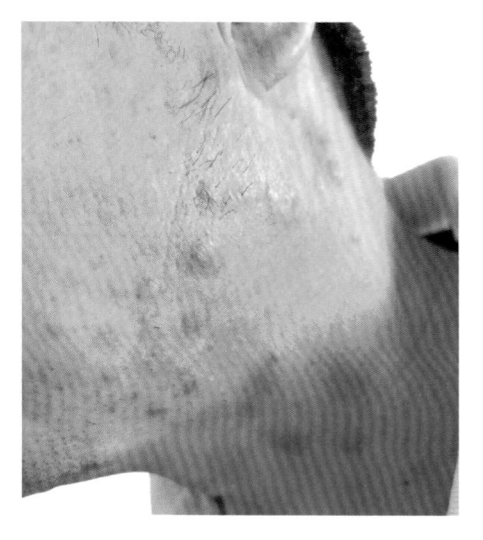

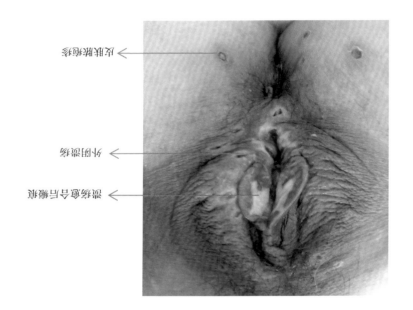

日霉疮 ② - 外阴溃疡

具体描述：

56岁，反复口腔、外阴溃疡、皮肤瘀斑30年。

图：右侧外阴溃疡及溃疡后色素沉着。

提供者：王玉花

审 校：首都医科大学附属北京妇幼保健院

溃疡后色素沉着 →

外阴溃疡 →

皮肤瘀斑 →

风湿图谱

白塞病③－冠状动脉瘤、腹主动脉瘤

具体描述：

1. 男性，42岁，"反复口腔溃疡31年，间断胸痛2年，腰腹部不适3个月"入院。诊断为血管型白塞病。

2. 冠状动脉瘤治疗前9.5cm×6.5cm（A），治疗后冠状动脉瘤缩小至3.8cm×2.7cm（B），新发腹主动脉瘤（C）。箭头所示分别为冠状动脉瘤（A、B）及腹主动脉瘤（C）。

提供者：刘燕鹰

单　位：首都医科大学附属北京友谊医院

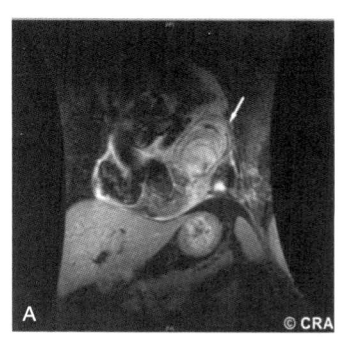

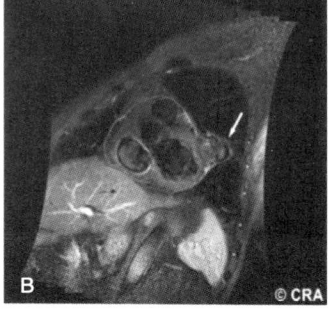
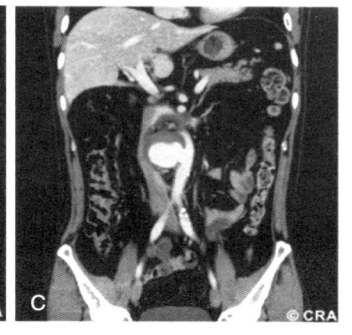

白塞病④ – 腹主动脉瘤

具体描述：

反复口腔溃疡，因右下肢肿胀并局部皮肤溃烂入院，诊断为白塞病，腹主动脉动脉瘤形成，右髂动脉动脉瘤形成。

提供者：**王　培**

单　位：**河南省人民医院**

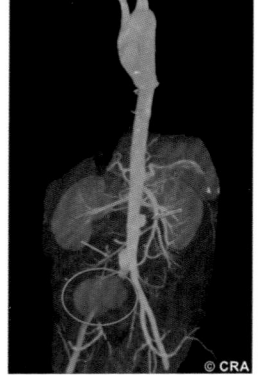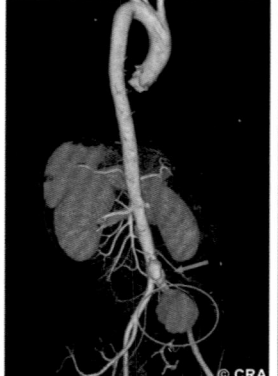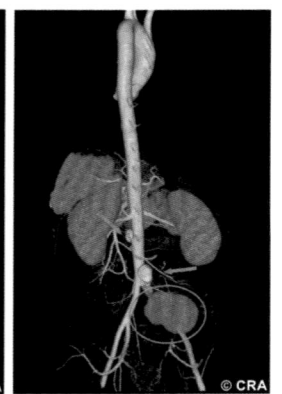

白塞病⑤ - 股动脉瘤

具体描述：

男性，30岁，因"反复口腔、外阴溃疡"就诊。曾有右眼葡萄膜炎，近期左侧腹股沟可触及搏动性包块，CT提示新发左股动脉瘤，诊断为白塞病。

提供者：**赵久良**

单　　位：**北京协和医院**

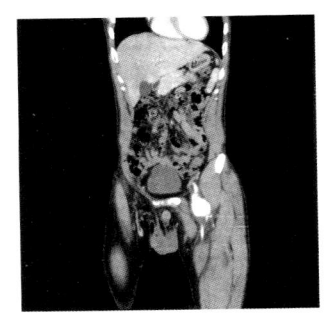

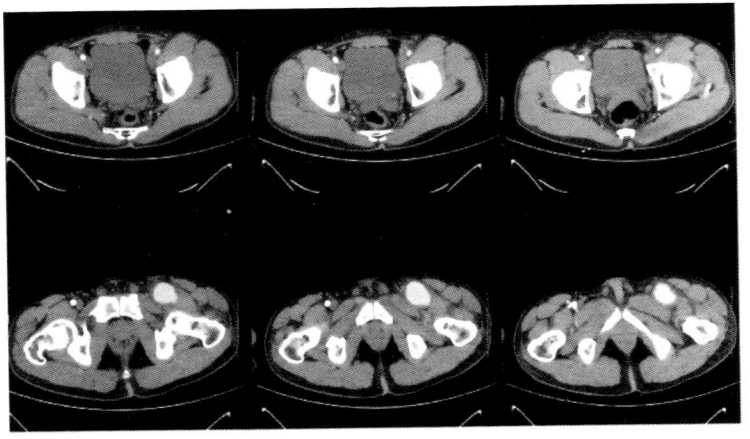

过敏性紫癜

具体描述：

　　男性，43岁，皮疹1周，散在分布于下肢和胸腹，皮疹呈紫癜样，部分水疱样改变，无瘙痒，伴关节肌肉疼痛。发病前有上呼吸道感染病史。血沉23mm/h，CRP 48mg/L，血小板413×10^9/L，抗核抗体阴性，诊断为过敏性紫癜。

　　　　　提供者：**陈　竹**
　　　　　单　位：**中国科学技术大学附属第一医院**

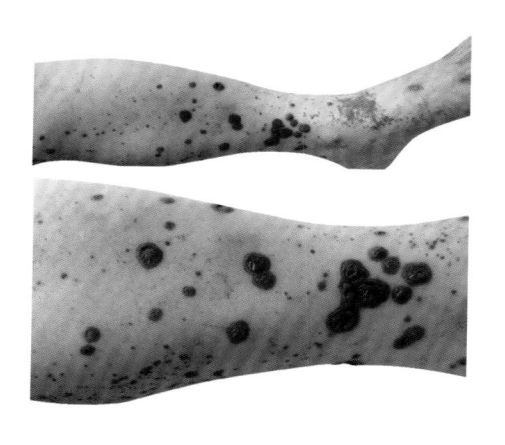

冷球蛋白血症性血管炎

具体描述：

1. 女性，59岁，反复四肢皮肤紫癜样皮疹及荨麻疹（上图）1年；有慢性丙肝病史；查ALT 578U/L，GGT 145U/L，RF 1723U/ml，C3 0.8g/L（正常），C4 0.03g/L（下降），尿常规 RBC 20~30/HP，异形90%，蛋白（－）。

2. 冷球蛋白试验：血清4℃冰箱静置7天，可见明显絮状物沉淀（下图右侧试管），置37℃水浴2分钟后沉淀溶解（下图左侧试管）。

提供者：**王　迁**

单　位：**北京协和医院**

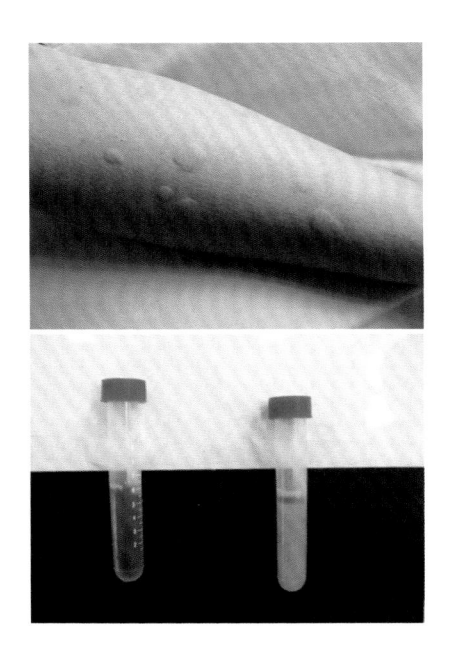

复发性多软骨炎① - 鞍鼻

具体描述:

女性,45岁,耳廓变形两年,呼吸困难3个月。入院后发现气管上段狭窄,放支架及原发病治疗后症状缓解。

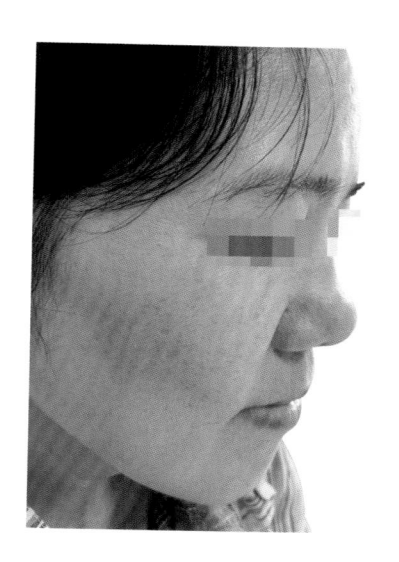

提供者:杜　戎

单　位:华中科技大学同济医学院附属协和医院

复发性多软骨炎② - 菜花耳

具体描述:

男性,40岁,耳廓肿胀伴间断低热半年。ESR、CRP升高,诊断为复发性多软骨炎,经激素及环磷酰胺治疗后好转。

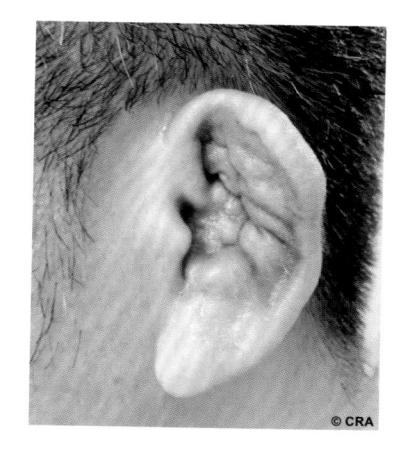

提供者:耿　研

单　位:北京大学第一医院

复发性多软骨炎③

具体描述：

　　女性，36岁，复发性多软骨炎，病史3年余，可见满月脸、鞍鼻、口唇紫绀、耳廓变形伴听力下降。

提供者：**陈秋华**

单　位：**广东医科大学附属医院**

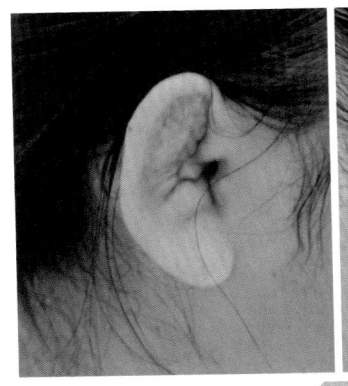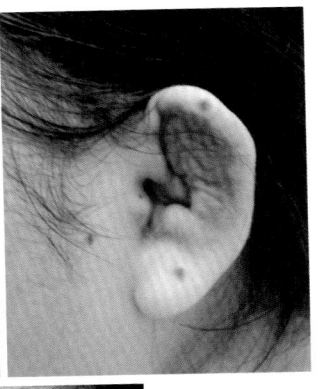

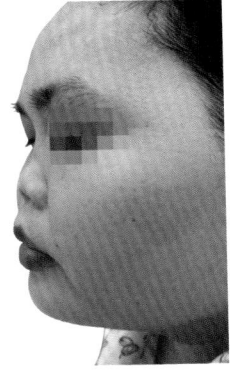

复发性多软骨炎④ - 气管受累

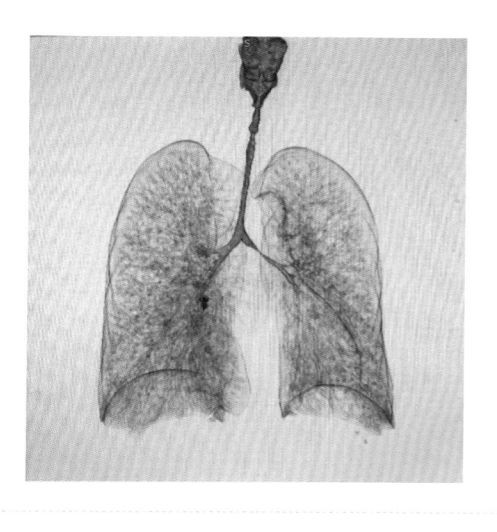

提供者：**马莉莉**

单　位：**复旦大学附属中山医院**

第十章

IgG4 相关疾病

泪腺、腮腺肿大

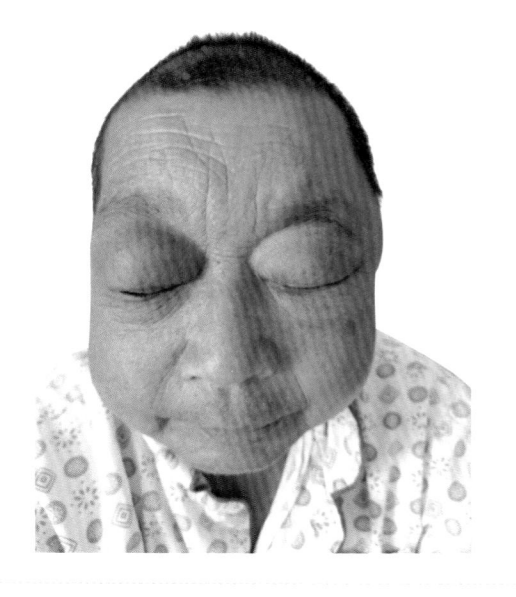

提供者：陈　雨

单　位：华中科技大学同济医学院附属同济医院

眼肌受累

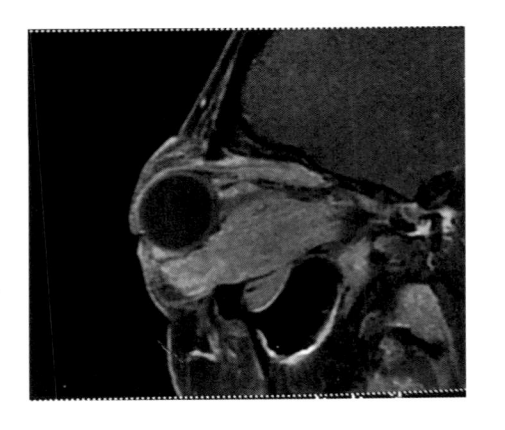

具体描述：

  MRI：下直肌增粗，呈炎性假瘤样改变。

提供者：**张　文**

单　位：**北京协和医院**

腹膜后纤维化

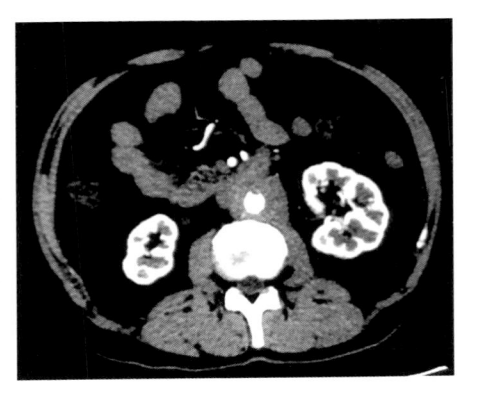

具体描述：

  腹部增强CT：主动脉周围软组织包绕。

提供者：**张　文**

单　位：**北京协和医院**

胰腺病变

具体描述：

1. 男性，62岁，上腹痛2个月。

2. PET-CT：胰腺肿胀，糖代谢弥漫性增高（最大SUV 5.32）。

3. 血清IgG4：4.580g/L（升高）。

提供者：刘 艺

单 位：四川大学华西医院

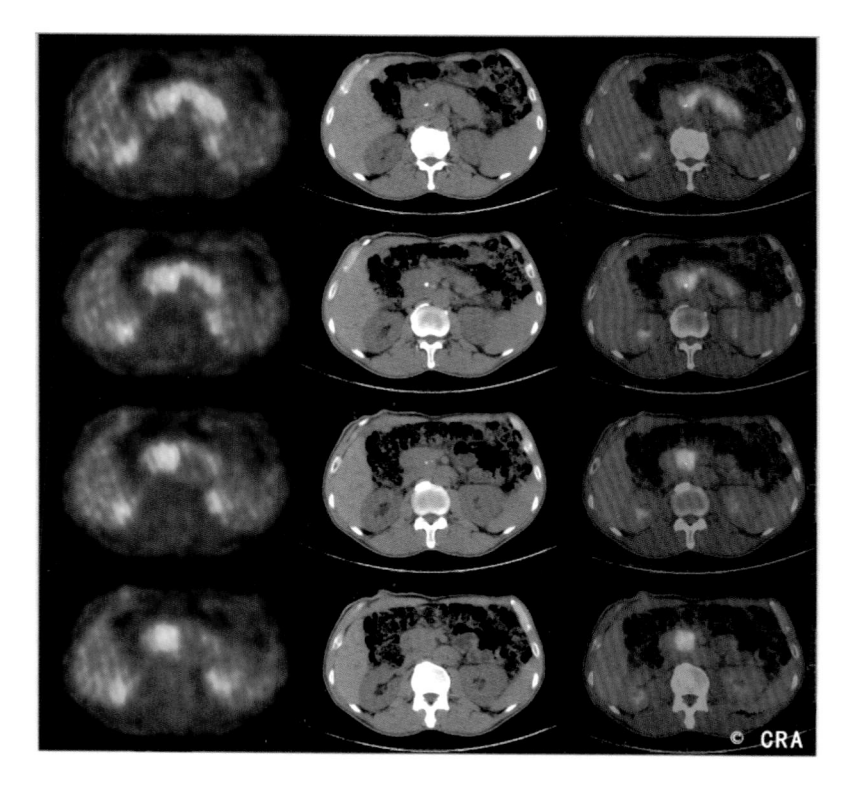

泌尿系统损害

具体描述：

腹部CT：双侧肾盂软组织占位。

提供者：张　文

单　位：北京协和医院

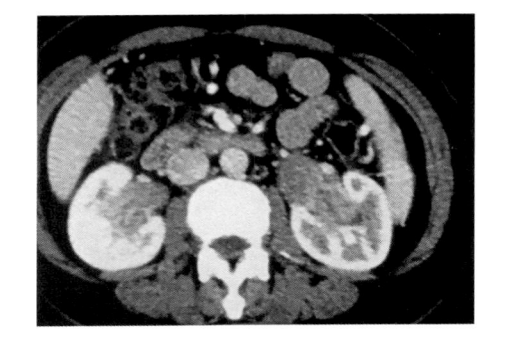

暗关情深

第十一章

骨关节炎①

具体描述：

男性，51岁，诊断为侵蚀性骨关节炎，病史5年，R F（－），炎症指标正常，DR片提示近端指间关节（PIP）、远端指间关节（DIP）的骨破坏、骨质增生及关节间隙狭窄。

提供者：**罗　涛**

单　位：**重庆市垫江县中医院**

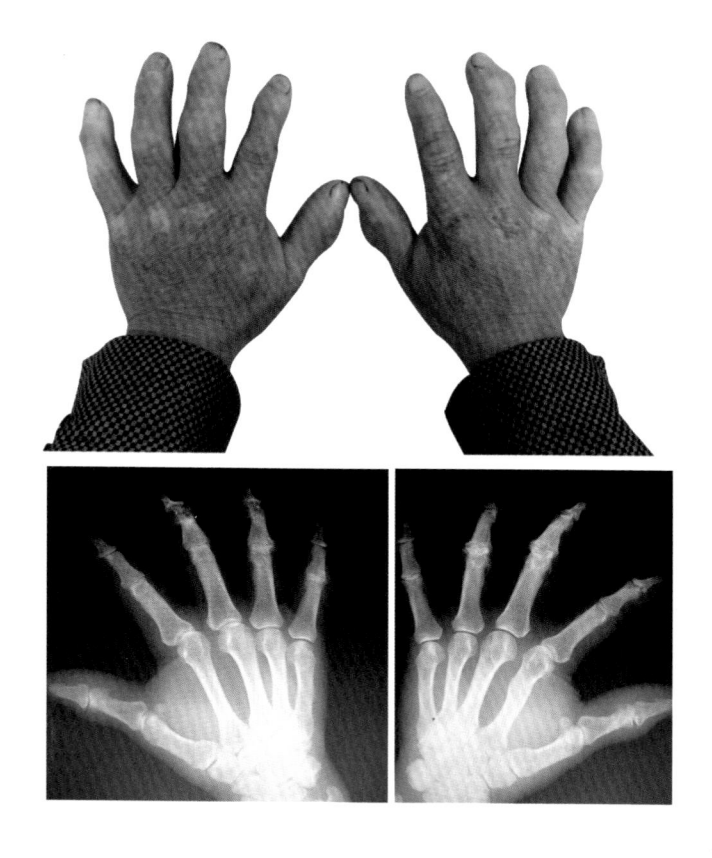

骨关节炎②

具体描述：

　　男性，32岁，肥大性骨关节病，病史10年，末梢指端软组织呈球状改变，异常指甲曲度，软组织膨隆。

提供者：**林啟胜**

单　位：**汕头市中心医院**

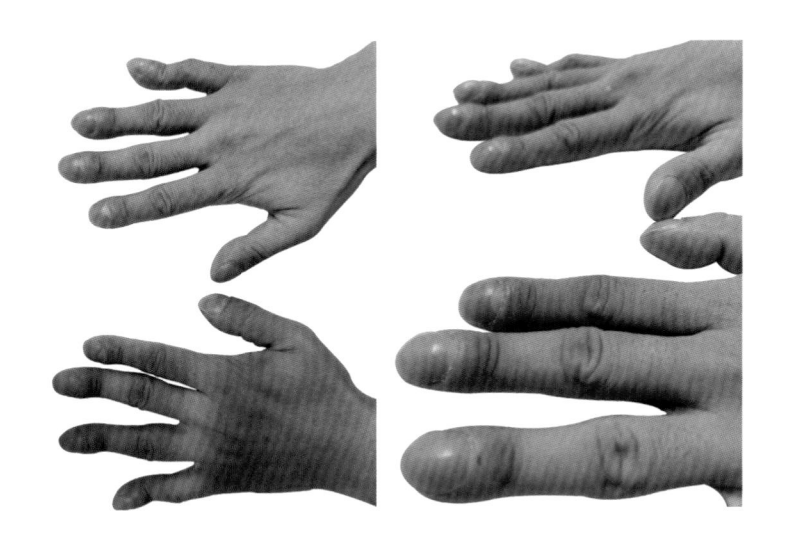

骨关节炎③

具体描述：

女性，61岁，腰痛3年余。腰椎正侧位X线片：可见骨赘形成。

提供者：**万志红**

单　位：**河南大学淮河医院**

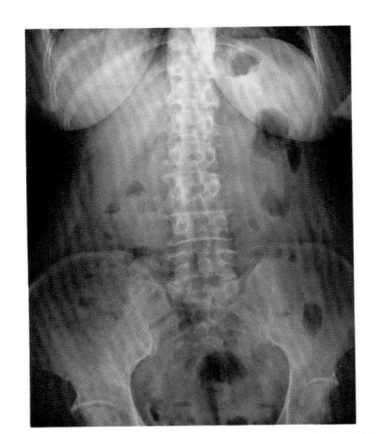

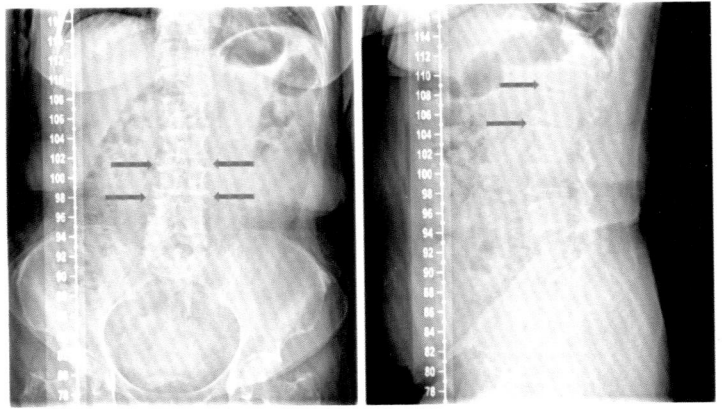

弥漫性特发性骨肥厚

具体描述：

男性，56岁，HLA-B27阴性，腰背痛病史1年。CT示骶髂关节退变；全脊柱X线示竹节样改变。

提供者：吴　歆

单　位：上海长征医院

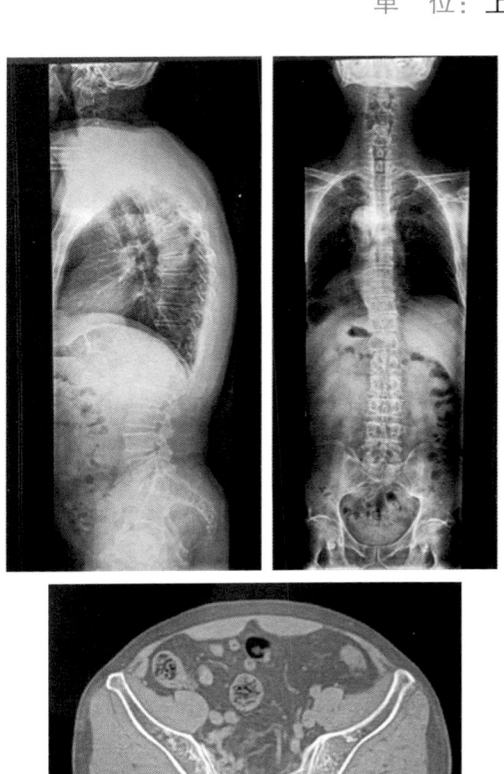

第十二章

其 他

结节红斑

具体描述：

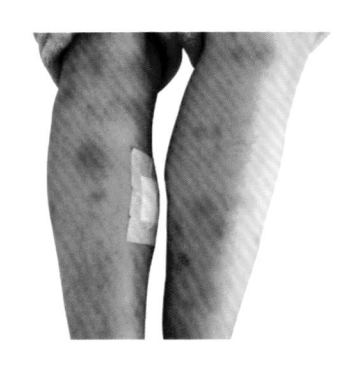

　　1. 发现双下肢皮下结节3个月余。

　　2. 查体：可见双下肢对称散在分布红色结节，局部皮温升高，压痛阳性。

提供者：**赵　令**

单　位：**吉林大学白求恩第一医院**

强直性肌营养不良症

具体描述：

　　男性，37岁，双侧食指下垂表现。

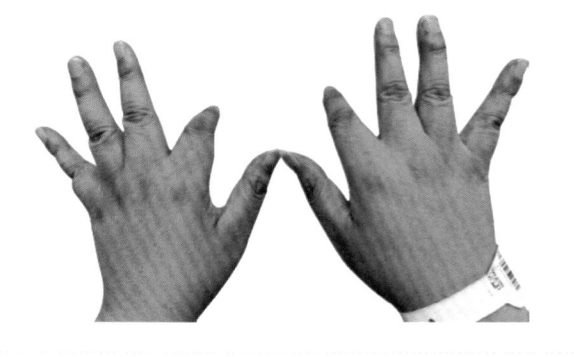

提供者：**吴　歆**

单　位：**上海长征医院**

胶原沉积症①

具体描述：

　　男性，16岁，双手多关节肿胀1年，无疼痛感，对称性累及双手近端指间关节。查体：双手近端指间关节肿胀，无明显压痛，无活动障碍。化验：ANA（－），ESR 6mm/h，CRP 2mg/L，抗CCP抗体（－）。X线：双手近端指间关节可见软组织肿胀，骨质未见破坏。磁共振未见异常。未予以治疗，3年后随访，病情无明显变化。

提供者：**林智明　梁　晶**
单　位：**中山大学附属第三医院，广州市花都区人民医院**

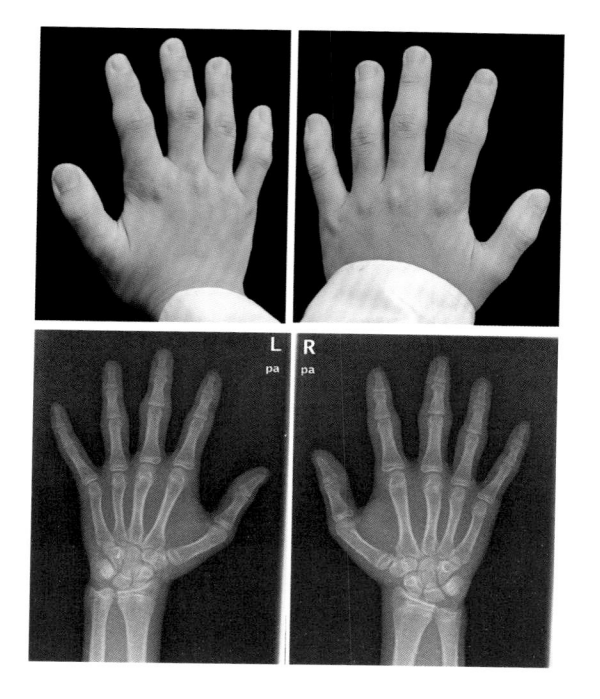

胶原沉积症②

具体描述：

　　男性，13岁，近端指间关节周围胶原沉积症。无痛性关节肿大半年，无其他不适，自身抗体、炎性指标均正常。

提供者：姜丽丽

单　位：江西省人民医院

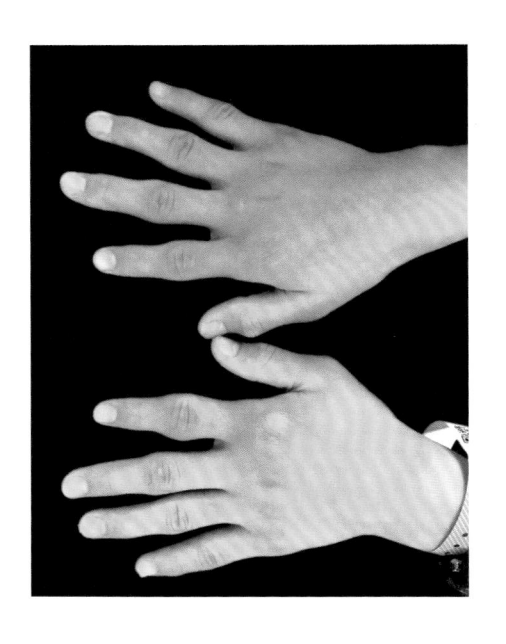

提供者：胡　璋
单　位：北京大学第一医院

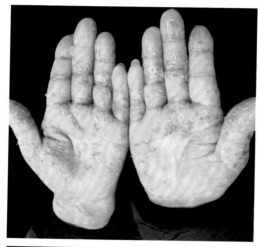

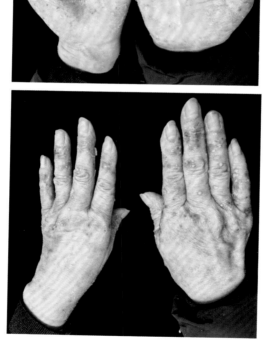

SAPHO综合征① - 手掌脓疱病

SAPHO 综合征② - 足跖脓疱病

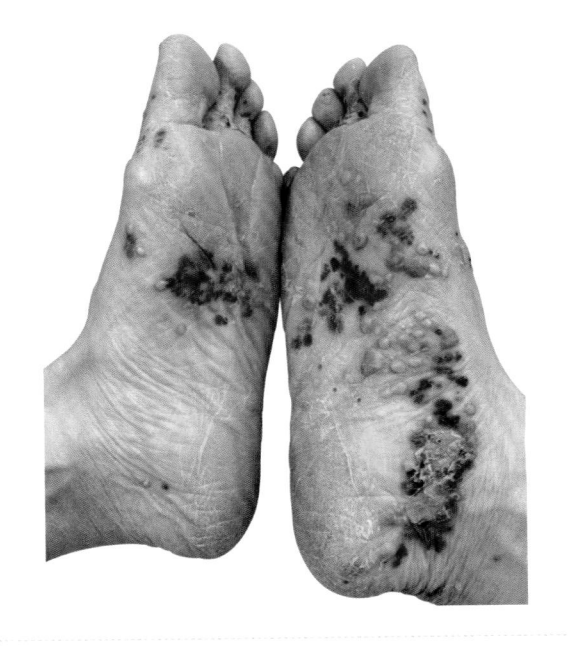

提供者：王　嫱
单　位：江苏省人民医院

结节病

具体描述：

男性，71岁，主因"多发皮下肿物8年"入院。主要表现为鼻部、手足、耳廓皮下肿物，伴多发关节肿痛，查血管紧张素转化酶（ACE） 102U/L；影像学示纵隔、双肺门等多发肿大淋巴结，肺内多发结节、实变；肺泡灌洗液中$CD4^+/CD8^+$比值增高；皮下组织及肺活检病理均提示非干酪样肉芽肿性病变。诊断为结节病，予泼尼松55mg Qd治疗，规律减量激素，患者皮下肿物体积缩小，关节肿痛缓解，ACE明显下降。

提供者：**孙晓莹**

单　位：**北京大学第一医院**

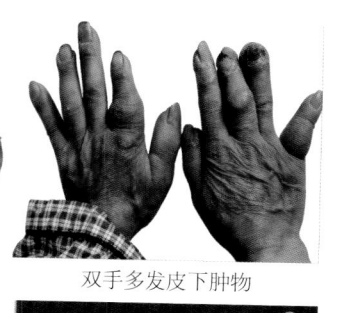

双手多发皮下肿物

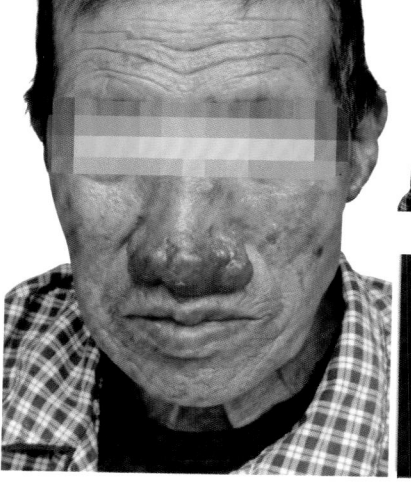

鼻部皮下肿物

双手腕X线片：双手指骨多发骨质破坏，双手手指部分软组织增厚伴高密度影

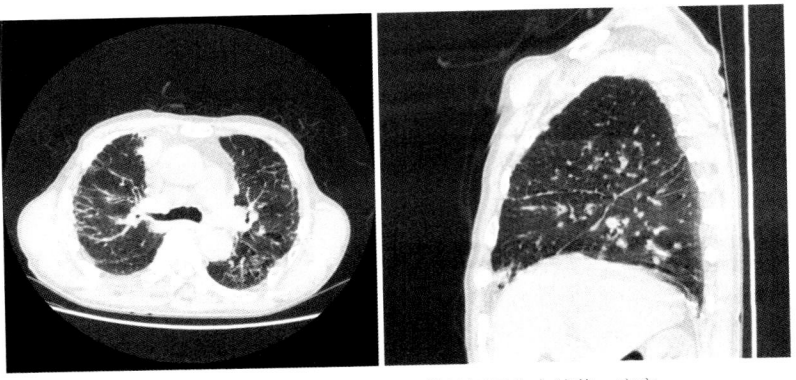

肺 CT：双肺内多发间质增厚伴沿间质分布结节、实变

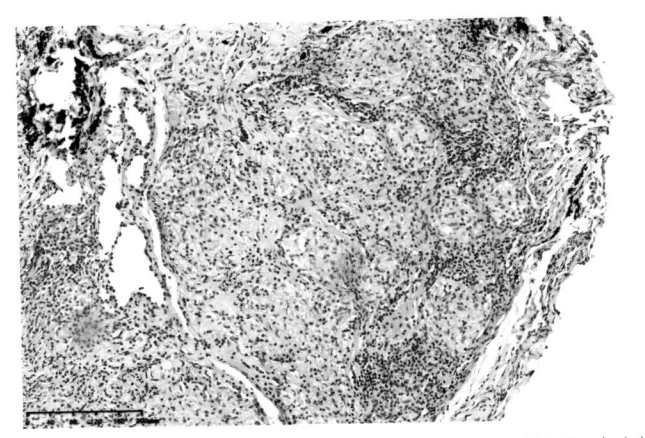

肺组织病理：支气管壁及肺泡间隔内肉芽肿性病变，无坏死，大小相对一致，边界清楚、抗酸染色（－）。

非朗格罕组织细胞增生症①

具体描述：

　　女性，50岁，双下肢疼痛、发凉半年。ESR正常，CRP轻度升高。

　　CT引导下胫骨活检：HE染色示皮质骨及松质骨、部分骨小梁间纤维增生及纤维母细胞增生，局灶硬化，其内见不规则形组织细胞增生，伴淋巴、浆细胞浸润；部分骨小梁脂肪细胞大片变性坏死，伴粉染无定形泡沫样物质沉积，伴骨小梁破坏。免疫组化：CD20（＋），CD3（＋），CD6（KP1）（＋），CD21（－），CD68（＋）（组织细胞）；CD1a（－）；S-100（－）（非朗格罕细胞）。综上诊断为：骨内脂质样物质异常沉积伴组织细胞增生。

　　予泼尼松60mg Qd，环孢素A 75mg bid治疗。2年后随访，患者无发热，骨痛好转；复查ESR、CRP正常，骨显像显示双侧股骨及双侧胫骨近膝关节对称性代谢旺盛灶较前明显减淡。

提供者：**耿　研**

单　位：北京大学第一医院

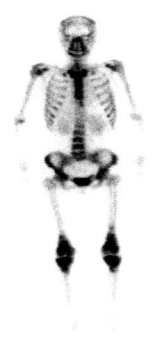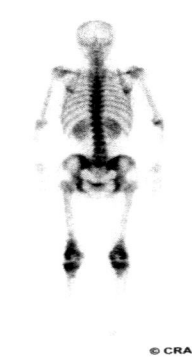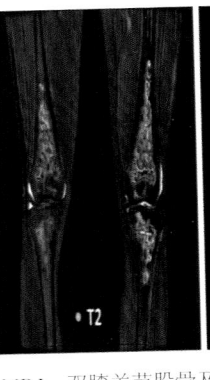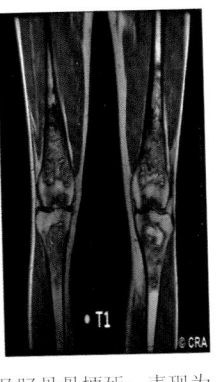

骨显像：双侧股骨、胫骨近膝关节处
对称性代谢旺盛灶

MRI：双膝关节股骨及胫骨骨梗死；表现为
"地图征"

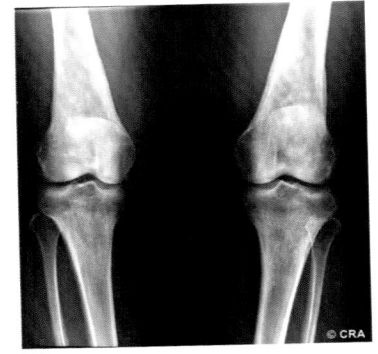

X 线片：双侧股骨下端及胫骨上段骨质硬化影

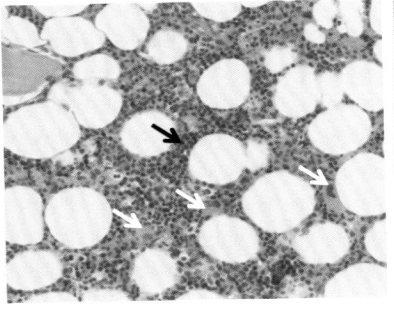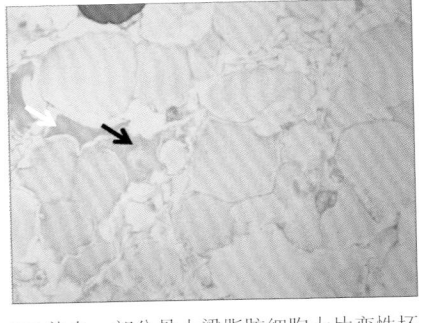

HE 染色：骨内组织细胞增生（白色箭
头），伴淋巴、浆细胞浸润（黑色箭头）

HE 染色：部分骨小梁脂肪细胞大片变性坏
死（黑色箭头），伴粉染无定形泡沫样物质
沉积（白色箭头）

非朗格罕组织细胞增生症②

具体描述：

女性，67岁，主因"双下肢水肿伴憋气2个月余，加重1周余"入院。查血、尿常规正常，Scr 129μmol/L，ESR 23mm/h，CRP 13.3mg/L：ANA 1∶100（C），1∶320（H+S），抗dsDNA、抗ENA谱阴性，ANCA（−），IgG亚型正常，ACE 14U/L，肿瘤标记物：CA125 142U/ml，CYFRA21−1 6.19ng/L，proGRP 74.89pg/ml。胸部CT提示左侧大量胸腔积液，心包积液，胸水性质为渗出液，腹盆部增强CT主动脉管壁增厚，双侧肾盂、肾盏、输尿管上段周围软组织增厚、水肿，右肾萎缩，双侧肾周软组织增厚、毛糙。尿找瘤细胞（−），FISH（−），膀胱镜（−）。PET−CT提示双侧胸膜、心包、腹膜增厚，局部伴结节形成，葡萄糖代谢增高。双大腿MRI提示双侧股骨干髓腔内可见多发病变，T1WI呈低信号，压脂T2WI呈高信号。左股骨穿刺病理：可见少许纤维脂肪、死骨组织，成片宽胞浆组织细胞及泡沫样组织细胞聚集，伴少许急慢性炎细胞浸润，部分组织退变重。IHC：CD68（KP1）（++），CD68（PGM1）（+），S−100（−），CD1a（−），FactorXIIIa（+），Ki67 5%。qPCR：未检测到BRAF基因V600E点突变。综上：组织细胞增生，考虑Erdheim−Chester病。予甲强龙60mg Qd联合干扰素3MIU 3/w，治疗后患者胸腔积液逐渐减少，余病变无进展。

提供者：**宋志博**

单　位：**北京大学第一医院**

胸CT：胸腔积液，心包积液，心包增厚伴强化。

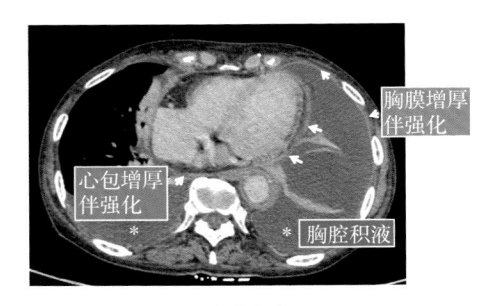

心包、胸膜病变

腹部CT：双肾肾周、双侧输尿管周围、腹主动脉及髂总动脉周围弥漫软组织增厚。

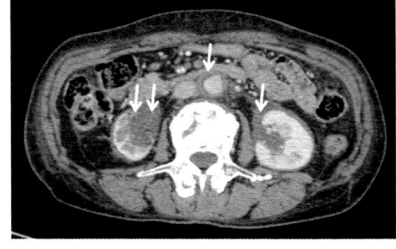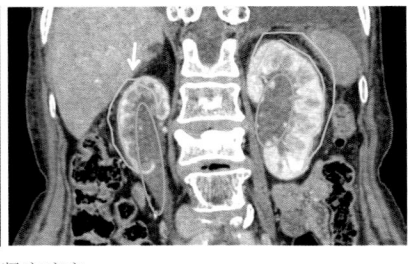

肾周、肾实病变

淀粉样变①

具体描述：

  女性，66岁，躯干、四肢无症状性色素沉着20余年。查体：熊猫眼，草莓舌，皮肤活检提示淀粉样变。

提供者：**黄艳艳**

单 位：**海南省人民医院**

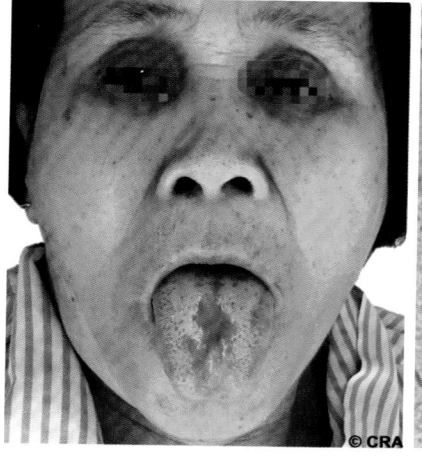
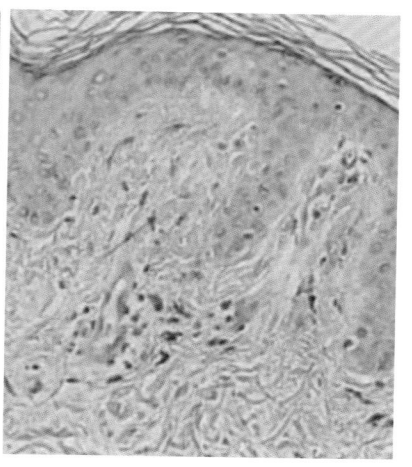

淀粉样变②

具体描述：

1. 女性，65岁，双下肢多发痛性肿物6年。ESR 30mm/h，感染、肿瘤、自身抗体相关检查未见异常。

2. PET-CT提示：双下肢皮肤、皮下及部分肌间隙内多发不规则软组织灶，以双小腿、双足为著，葡萄糖代谢水平不同程度增高，与周围肌肉分界不清。

3. 病理：真皮全层致密条索状或环形团块状均质嗜伊红不定形物，部分硬化伴多核巨细胞反应。刚果红染色阳性，偏振光显微镜下提示苹果绿双折射反应。病理诊断：结节性淀粉样变。

4. 应用秋水仙碱0.5 mg tid, 结节疼痛感消失。

提供者：**王 昱**

单 位：北京大学第一医院

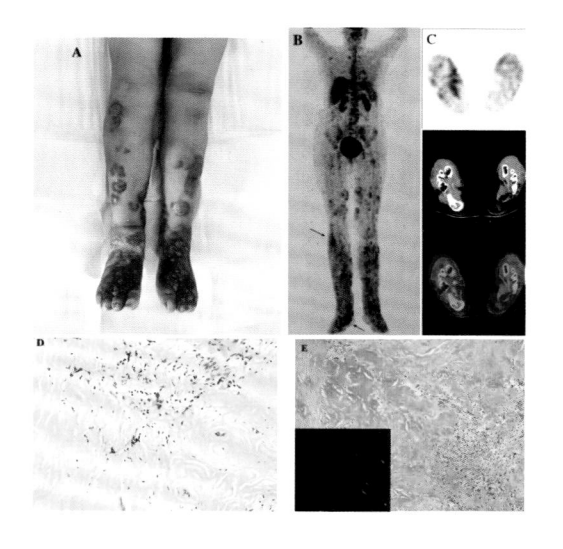

马凡综合征

具体描述：

    1. 男性，17岁，主诉：全身关节疼痛不适伴活动欠协调6年。

    2. 症状：全身多处关节疼痛，活动不协调。体征：拇指长度超过小鱼际，手指表现蜘蛛指，拇指小指环握手腕可重叠，皮肤松弛。

提供者：**储永良**

单　位：**广东省中医院**

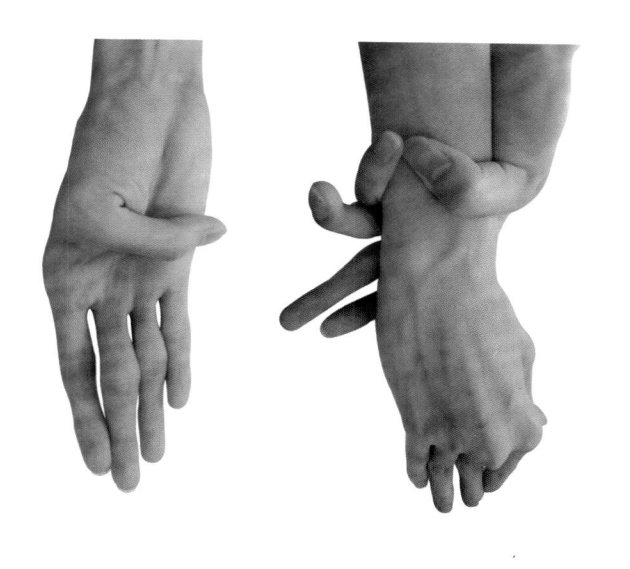

马德龙综合征

具体描述：

1. 男性，46岁，全身多关节疼痛15年余，既往长期大量酗酒史。

2. 多关节部位皮下结节（图A）。颈肩部弥漫性增粗、腋下包块，呈"河马颈"、"驼峰背"样外形（图B）。

3. 尿酸836.6μmol/L↑，肌酐285.1μmol/L↑，甘油三酯3.37mmol/L↑，胆固醇6.39mmol/L。颈部CT：颈项部、上背部脂肪蓄积增厚，可累及皮下或肌肉间隙，脂肪蓄积处无包膜形成，蓄积脂肪内有线状纤维间隔。

4. 马德龙综合征又称良性对称性脂肪瘤病（benign symmetric lipomatosis，BSL），是一种罕见的脂肪代谢障碍引起的脂肪组织弥漫性、对称性沉积于颈肩部皮下浅筋膜间隙和/或深筋膜间隙的疾病，长期饮酒为主要诱因，患者可伴有尿酸代谢异常，伴发高尿酸血症及痛风。

提供者：**曹　灵　赵天仪　朱小霞**

单　位：**复旦大学附属华山医院**

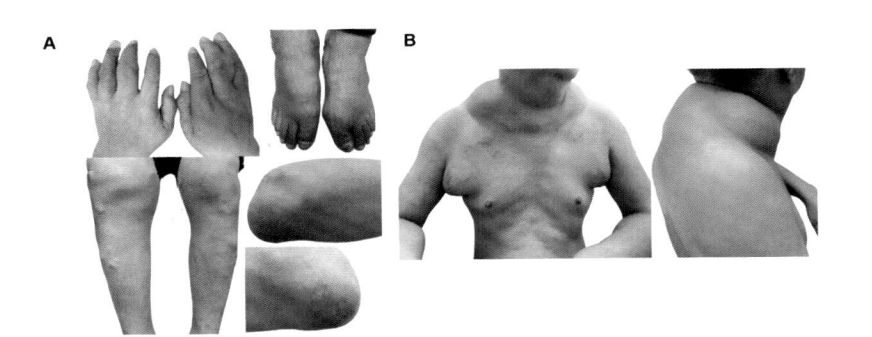

中文索引